T d 54 122

MÉMOIRE

SUR LA

FIÈVRE JAUNE

QUI, EN 1857, A DÉCIMÉ

LA POPULATION DE MONTEVIDEO.

MÉMOIRE

SUR LA

FIÈVRE JAUNE

QUI, EN 1857, A DÉCIMÉ

LA POPULATION DE MONTEVIDEO,

PAR

ADOLPHE BRUNEL,

Docteur en Médecine,
ex-Chirurgien de la Marine.

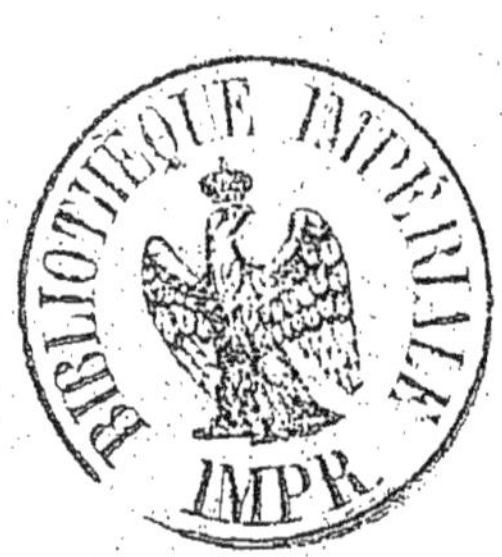

> Le devoir du médecin est de se prodiguer en face du péril et de la mort ; l'épidémie est son champ de bataille, et c'est continuer non moins utilement son noble rôle que de faire profiter la science de ses observations.
>
> (CRUVEILHIER.)

Mémoire lu à l'Académie impériale de Médecine.

PARIS.

RIGNOUX, IMPRIMEUR DE LA FACULTÉ DE MÉDECINE,
rue Monsieur-le-Prince, 31.

1860

M. LE COMTE WALEWSKI,

ancien Ministre des Affaires étrangères.

Monsieur le Comte,

La population française de la rive orientale de La Plata, qui se rappelle la bienveillance avec laquelle vous l'avez accueillie lors de votre mission, et qui a tant souffert de l'épidémie de fièvre jaune ; cette même population, si industrieuse, si heureuse, si pacifique, a vu un grand nombre de familles dépouillées pendant la guerre, et plongées depuis quinze ans dans la misère. Elle a recours à votre haute protection pour être indemnisée, assurée qu'elle est d'avance que vous surmonterez tous les obstacles qui peuvent se présenter de la part du Gouvernement oriental.

Connaissant l'intérêt que vous avez témoigné à nos compatriotes pendant votre ministère, je m'estime très-heureux de pouvoir vous dédier ce mémoire.

Veuillez agréer, Monsieur le Comte, l'assurance de mon profond respect.

Adolphe BRUNEL,

D. M. P.

MÉMOIRE

SUR LA

FIÈVRE JAUNE

QUI, EN 1857, A DÉCIMÉ

LA POPULATION DE MONTEVIDEO.

Topographie.

La république Orientale, dont la ville de *Montevideo* est le chef-lieu, est un vaste pays renfermé entre l'Uruguay, la Plata, l'Océan, et l'empire du Brésil, dont le séparent les montagnes de San-Ignacio. Son territoire a plus de 60,500 lieues carrées; il était habité par les Indiens Charruas (1) à l'arrivée des Espagnols.

---

(1) Les Espagnols eurent longtemps à lutter contre les Charruas. Ces individus, qui inondaient le territoire oriental, étaient la tribu la plus féroce et la plus indomptable des bords de la Plata; lorsque les Espagnols voulurent s'emparer de leur territoire, ils le défendirent pas à pas avec un courage extraordinaire. La lutte contre eux commença avec le premier qui découvrit la rivière de la Plata, et ne finit que lorsqu'ils furent anéantis.

Entre la mort de Solis et l'extermination de cette tribu, trois siècles de guerre, de destruction et de désolation, se sont écoulés; quand ils se sentaient faibles pour affronter seuls le courage des Espagnols, ils sollicitaient l'alliance des autres tribus aussi barbares qu'eux, dont l'amitié se resserrait au moment du danger. Les Charruas, ayant persisté dans leur système d'attaque et de pillage, et ne cessant pas d'épouvanter les habitants de la bande orientale, furent exterminés en 1831 par les armées de la république sous les ordres de don Frutuoso Rivera.

La ville de Montevideo est placée sur la rive gauche du Rio de la Plata , grande masse d'eau placée entre le 34e et le 36e degré de latitude sud et qui , après avoir traversé dans plusieurs sens, et à des distances considérables, l'Amérique Méridionale , et avoir donné la fertilité à un grand nombre de provinces , va se décharger dans l'océan Atlantique.

Le Parana, le Paraguay, l'Uruguay et le Rio-Salado , navigables dans presque toute leur étendue, sont les fleuves principaux qui concourent à former le Rio de la Plata ; ce bras de mer reçoit en outre dans son sein un grand nombre de rivières qui m'ont paru très-importantes, tant sous le rapport des communications commerciales que sous celui de la qualité des eaux. En effet, les eaux qui proviennent de la rive droite de cette partie du fleuve sont douces ; quelques-unes ont la propriété de pétrifier les substances animales et végétales. La pétrification se produit avec tant de promptitude, que les substances susceptibles de se corrompre n'en ont pas le temps ; les fruits pétrifiés ne sont pas rares (1) ; tandis que celles qui proviennent de la rive de Buenos-Ayres sont saumâtres et ont une saveur caustique : elles contiennent en dissolution des sels de soude et de potasse. Des rochers de granit et de mika pur se rencontrent plutôt sur la rive orientale.

L'étendue qui donne au Rio de la Plata une si grande magnificence est contre-balancée par son peu de profondeur, qui cause à la navigation de fréquents embarras. Le peu de

---

(1) Les eaux du Rio-Negro, qui traverse la république orientale, sont très-salutaires ; des personnes malades font le voyage tout exprès pour s'en servir, car elles sont regardées comme très-efficaces dans les affections cutanées, la syphilis, etc.

sûreté que l'on rencontre dans les ports rend la navigation de la rivière dangereuse, car il n'y a que deux canaux qui peuvent recevoir les embarcations de quelque importance jusqu'au confluent de la rivière : l'un qui suit la côte N., et l'autre celle du S. La largeur de son embouchure, entre les caps Santa-Maria et San-Antonio, a plus de 40 lieues ; ces caps sont les bornes N. et S. que donnent les géographes au Rio de la Plata.

C'est au delà de Montevideo, à plus de 20 lieues de l'embouchure de la rivière, que les eaux commencent à être potables, entre la pointe Santa-Lucia et las Piedras.

Les bancs et les îles sont en grand nombre : l'île Martin-Garcia est une des principales du Rio de la Plata ; c'est une forteresse, ou plutôt une position fortifiée par la nature, entre la Colonia et las Vaccas, à une distance d'environ 10 lieues de ces deux points ; elle a plus d'une demi-lieue de tour ; elle défend l'entrée de l'Uruguay et du Parana, et présente dans son milieu un plateau sur lequel est un fort.

Le Rio de la Plata est navigable pour toute espèce de navires ; c'est par lui que s'introduisent tous les produits d'Europe, qui se répandent dans les différentes provinces de l'intérieur. Buenos-Ayres, capitale de la république Argentine, est placée sur la rive droite ; tandis que Montevideo, comme je l'ai déjà indiqué, est située sur la rive gauche. Ces deux villes commerçantes sont bâties sur un sol élevé et bien aéré ; leur position géographique les met au centre d'un commerce actif, et en fait deux grands débouchés pour les produits de l'industrie européenne. Le commerce entre ces deux villes n'est, à proprement parler, qu'un commerce de cabotage, parce qu'il ne s'alimente que de l'industrie étrangère.

Les bords de la Plata présentent une situation agréable, un climat tempéré, une terre abandonnée à sa fertilité naturelle, couverte de gazon, bien arrosée et coupée de rivières, et dont le sol est sablonneux, mêlé à une terre noire végétale argilo-calcaire ou argilo-siliceuse. Des pâturages beaux et gras y nourrissent une quantité considérable de bestiaux ; la vigueur qui caractérise tous ces végétaux accuse dans le sol une merveilleuse fécondité. Les Européens qui s'occupent de culture dans le pays, montrent quel admirable parti on retire de ce climat, de ces eaux, de toute cette nature.

La ville de Montevideo, qui est à 40 lieues de Buenos-Ayres, se présente en amphithéâtre, flanquée à la gauche d'un golfe. Elle est construite sur une roche composée de granit et mika ; son port est sûr et assez profond pour recevoir toutes sortes de bâtiments ; il est le plus grand, ou, pour mieux dire, le seul de la Plata ; sa rade, entre le Cerro et la ville, forme une baie immense en demi-cercle ; tout le fond est une plage de galet : elle n'est pas très-sûre par les vents de S.-S.-O. Sa profondeur est suffisante pour les navires marchands de toute grandeur.

Peu de contrées de l'Amérique Méridionale possèdent un sol plus fertile et plus beau que cette province, traversée par une chaîne de montagnes d'où découlent de nombreuses rivières, et d'une infinité de cours d'eau de différentes grandeurs, qui sillonnent le territoire dans toutes les directions. Plusieurs portent le nom de *Rio* (rivière) ; tels sont : le Rio-Sainte-Lucie, qui court du N.-E. au S.-O., et vient se jeter dans le Rio de la Plata, à l'O. de Montevideo ; le Rio-Negro, qui traverse tout le territoire oriental, à peu près dans le même sens, et se jette dans l'Uruguay, par le 33e degré 30 minutes de latitude S. ; le Rio-Yi, qui se joint au précédent ; le Queguay, le Daiman, l'Arapey et le Cua-

reim, qui courent parallèlement à 20 lieues les uns des autres, et se rendent tous à l'Uruguay ; le Cebollati, qui va
du S. au N. et tombe dans le Mini, et le Tacuari, qui se jette
aussi dans le même lac, mais plus au N.

Chacune de ces rivières reçoit un grand nombre de ruis-
seaux très-larges, qui permettent d'établir un système complet de navigation intérieure.

Il existe, sur le territoire oriental, un plateau assez élevé,
qui mérite l'attention des géographes. Il porte dans le pays
le nom de *Cuchilla grande* (grand coteau) ; le plateau
commence à l'extrémité occidentale de la presqu'île sur laquelle est située Montevideo, se dirige vers le N., et, traversant tout le territoire, va se terminer au Brésil, de manière qu'on pourrait arriver jusqu'aux limites de cet empire
sans avoir une seule rivière à traverser. C'est de ce plateau
élevé et de ses nombreuses ramifications que descendent
tous les cours d'eau qui vont de l'E. à l'O., ou qui, suivant
une direction opposée, se jettent dans le lac Mérim.

Cette province n'est pas très-riche, comme les autres
parties de l'Amérique Méridionale, en mines d'or et d'argent : les mines de cuivre y abondent ; elles sont même,
depuis quelques années, exploitées par le commerce. Il existe
quelques carrières de marbre de différentes couleurs, et l'on
trouve dans la campagne certaines cristallisations de forme
pyramidale, qui ont beaucoup d'éclat.

La température de Montevideo est à peu près égale à celle
des pays méridionaux de l'Europe. Dans ces parages, et par
un beau temps, l'air est très-pur et d'une transparence parfaite. Les étés et les hivers offrent toutes les alternatives de
froid et de chaud, de sécheresse et de pluie ; mais les saisons ne sont pas nettement dessinées comme en Europe : le
printemps commence en septembre, l'été en décembre, l'au-

tomne en mars , et l'hiver occupe le reste de l'année. Les observations m'ont donné, pour le plus grand froid de l'hiver, 4 degrés au-dessous de zéro, et, pour les plus grandes chaleurs de l'été, 32 degrés Réaumur. Les variations des vents produisent des changements considérables dans la température, et le thermomètre hausse et baisse quelquefois de plusieurs degrés dans la même journée.

Les vents les plus fréquents sont ceux du N., N.-E. et S.-E. ; celui du N. domine. L'automne est la saison la plus belle et la plus saine. En décembre, janvier et février, les nuits sont fraîches et excessivement humides ; mais pendant le jour la chaleur est accablante, surtout au mois de février ; les orages sont fréquents et presque journaliers. Pendant l'hiver, c'est-à-dire de juin en septembre, les Européens sont obligés de faire du feu, à cause du froid des matinées. Pendant les mois de juillet et août, les vents de S.-O. éclatent en rafales terribles, que les habitants appellent *pampero* ; ce vent, formé dans les hautes Cordillières et traversant une campagne sèche, donne du ton aux fibres et congèle les vapeurs. Quelquefois, avant qu'il commence, un nuage noir s'élève à l'horizon, des éclairs brillent au S.-O., l'air est calme, la mer unie comme une glace ; tout à coup les nuages se dispersent, l'atmosphère reste pure et diaphane, la fureur du vent élève les vagues, submerge les embarcations, abat les arbres, rase les chaumières et balaye les champs.

Ces tempêtes contribuent à rendre la salubrité aux bords de la Plata, où les vidanges des animaux domestiques, les exhalaisons des viandes que l'on rencontre à tous les degrés de putréfaction, les ossements entassés ou épars à la surface du sol, choquent à la fois l'odorat et les yeux.

Habitants.

Les Espagnols et leurs descendants, un grand nombre d'Anglais, de Français, d'Italiens, des Américains des États-Unis et quelques Allemands, enfin un grand nombre d'individus appartenant à la race noire : telles sont les variétés d'habitants que l'on rencontre principalement dans les villes, sans y comprendre les métis et les individus qui vivent disséminés dans la campagne ; de sorte que l'on ne doit pas regarder les habitants de ce pays comme formant une seule nation, mais comme une agrégation de nations diverses, composée d'éléments hétérogènes différents de mœurs, d'éducation, de professions et d'habitudes.

Les habitants de cette république peuvent être divisés en quatre classes principales.

1° Les créoles qui sont issus des conquérants, auxquels on peut réunir tous les Européens et les Américains du nord de l'Amérique, sont les individus les plus éclairés ; ils se trouvent dans les villes, où ils exercent des emplois de guerre, de magistrature, les arts, le commerce et la culture.

2° Les nègres importés de la côte d'Afrique ne forment, dans le territoire de Montevideo, qu'une faible partie de la population.

3° Les métis formés par le mélange des Européens, des indigènes et des nègres, vivent dans les villes et dans les plaines. Leur caractère diffère peu de celui des Espagnols ; ils forment la classe des *gauchos* (bergers) dans la campagne, celles de militaires et de bas peuple dans les villes.

4° Enfin les indigènes sont ceux qu'on est parvenu à civiliser, que nous mettrons aussi dans la classe des gauchos.

Le mélange des Européens, des nègres et des Indiens, a donné aux habitants des couleurs différentes. Le croisement de la race européenne avec la race indigène a produit les plus heureux résultats, et l'on remarque que les hommes qui proviennent de ces unions entre les naturels et les Espagnols ont quelque supériorité sur les Européens par leur taille et l'élégance de leurs formes. Il s'en faut bien que tous ces avantages physiques soient partagés par les individus qui proviennent des alliances des Indiens et des noirs ; ceux-ci paraissent avoir perdu les avantages qui distinguent les deux races, tout en héritant de leurs vices organiques. Heureusement les Zambos sont en petit nombre ; la race indienne a toujours préféré s'allier avec les Espagnols.

Les habitants de la Plata, n'étant pas issus d'une même race d'hommes, et différant par leur constitution, leurs mœurs et leurs usages, quoique soumis aux mêmes influences de température, ne sont pas non plus également accessibles aux mêmes maladies.

La république de l'Uruguay, située dans une région tempérée de l'hémisphère S., par le retour périodique des saisons, se rapproche alternativement des climats chauds et des climats froids, et présente des maladies plus ou moins semblables à celles de ces différentes contrées.

Dans cette partie de l'Amérique, on ne rencontre point les maladies qui ravagent les populations entières de l'Europe ; on n'y voit point la peste d'Orient, la fièvre jaune (1), le

---

(1) La fièvre jaune qui a régné à Montevideo pendant l'année 1857 y a été importée de Rio-Janeiro. Il est à supposer que la junte d'hygiène, qui la caractérisa de *fièvre gastrique grave*, avait reconnu, dès le début, le véritable caractère de l'épidémie, et que cette déclaration ne fut faite que dans le but de maintenir l'ordre et le calme dans une ville que la crainte de la contagion aurait jetée dans la désolation.

choléra-morbus asiatique, le typhus et les fièvres intermittentes. Cependant, quoique ces contrées soient considérées comme salubres, il m'a paru qu'il existait des affections que, par leur fréquence, l'on doit regarder comme le produit spécial du climat et du sol. Ce sont les maladies qui ont pour cause évidente les brusques variations de température (caractère distinctif du climat) ; celles qui dépendent de transpirations supprimées, dont les symptômes varient en raison des organes affectés ; diverses phlegmasies de poitrine, telles que les catarrhes, les angines, le croup, la coqueluche, la pleurésie, et de plus la pneumonie, qui, passant à l'état chronique, dégénère souvent en phthisie, si commune dans le pays.

Les dartres et autres affections de la peau sont considérées comme très-fréquentes; la variole, la rougeole, la scarlatine, y règnent souvent épidémiquement. Les maladies qui sévissent avec moins d'intensité que les précédentes sont l'ophthalmie, la syphilis, les affections tétaniques; cette maladie enlève beaucoup d'enfants pendant les neuf premiers jours de la naissance.

Certaines maladies que je viens d'énumérer peuvent être produites par des causes qu'expliquent le genre de vie, les habitudes politiques de cette république, et l'usage d'une alimentation presque exclusivement animale; l'abus des liqueurs spiritueuses chez le bas peuple ; tandis que, chez les personnes aisées, ce sont les inquiétudes d'un commerce étendu.

Origine de la fièvre jaune.

La fièvre jaune (typhus nautique, *vomito negro*) est très-difficile à définir, ses causes étant très-obscures, ses symptômes très-variables. Cette maladie n'est connue des Européens que depuis l'époque de la découverte de l'Amérique ; du moins la relation du second voyage de Christophe Colomb permet, jusqu'à un certain point, de soupçonner que la fièvre jaune régnait alors parmi les Espagnols qui venaient de ces contrées. Les premiers établissements que les conquérants formèrent dans les Antilles furent ravagés par elle, ou du moins par une maladie que l'on est fondé de considérer comme telle.

La vérité est que tous les efforts tentés pour retrouver des traces de cette redoutable maladie avant la découverte du Nouveau Monde ont été infructueux. Aujourd'hui elle a encore son principal siége dans les Antilles et sur une grande partie du nouveau continent américain. Elle ne règne pas indifféremment dans tous les lieux de la terre ; on ne l'a encore observée jusqu'ici, d'une manière bien manifeste, qu'en Amérique, dans quelques points de l'Afrique, et dans quelques parties de l'Europe.

En Europe, la fièvre jaune n'a pas attaqué d'autres lieux que le littoral de l'Espagne, Lisbonne et Livourne, en Italie. En Afrique, on ne l'a vue que sur certains points des côtes occidentales de cette partie du monde, au Sénégal. Les îles et le continent de l'Amérique en sont le véritable siége. Sur 775 grandes irruptions de fièvre jaune qui ont eu lieu dans le monde jusqu'en 1819, l'Amérique en compte 227, et sur ce nombre les Antilles en revendiquent 116. La latitude boréale la plus élevée où on l'ait vue est de 46 degrés, à Québec, au Canada. Elle s'était au contraire très-peu avancée dans l'hémisphère sud. Jusqu'en 1819, on n'a que des observations rares et peu détaillées sur les épidémies de Pernambuco, au Brésil ; nous voyons qu'elle n'avait pas dépassé le 8ᵉ degré de latitude australe.

L'histoire nous rapporte que de Pernambuco la fièvre jaune a passé à Bahia ; qu'en 1850 elle a été importée de Bahia à Rio-Janeiro sur la barque américaine *la Navarre*, dont l'équipage, qui avait enfreint les lois de la quarantaine, descendit au quartier de la Miséricorde, qui est une localité basse où est toujours concentrée une population de marins.

La proximité de cette maladie à Rio-Janeiro, où depuis les apparitions ont été si répétées et si funestes qu'elle semble s'y être neutralisée, faisait penser généralement que l'empire du Brésil lui servirait de limites. En effet, depuis sept ans, la maladie s'éteignait sur les navires infectés provenant de Rio-Janeiro, et ne la communiquait pas en ville. Il n'en était pas de même pour les personnes qui avaient déjà vu cette maladie ; elles ont toujours cru que dès qu'une issue serait ouverte à ce fléau, il nous envahirait. C'est ce qui a eu lieu au mois de février de l'année 1857.

Comment la fièvre jaune a été importée à Montevideo.

Les faits qui se rattachent à la question d'importation de la fièvre jaune à Montevideo, touchant aux grands intérêts de l'humanité, ont trop d'importance pour que nous ne les relations pas avec les détails qui peuvent en garantir l'authenticité.

Je transcrirai ici une partie du rapport officiel adressé au gouvernement Oriental par M. Azarola après une enquête faite par un officier de police nommé Félix Fernandez.

« Désirant accomplir la promesse faite à M. le ministre du gouvernement et des relations extérieures, et voulant lui donner toutes les informations nécessaires sur une question d'une très-grande importance, je peux lui assurer que les

premiers cas de fièvre jaune qui se sont présentés au commencement de février 1857 ont été occasionnés par des
communications nocturnes entre des habitants de cette ville
et quelques-uns des navires en quarantaine qui étaient arrivés de Rio-Janeiro, où existait alors cette maladie.

« Dès que l'épidémie devint générale, je me mis en mesure de rechercher quelle était son origine, et je parvins à
découvrir d'une manière positive que les individus Andres
Cesaro (père), Bautista Cesaro et C. Cesaro (fils), qui de-
meuraient dans la rue de las Piedras, n° 249, furent les
premiers atteints de la fièvre jaune dont ils furent les
victimes. Les deux premiers, Andres et Bautista, avec un
autre individu nommé Bernardino Valero, qui vivait dans
la maison à côté, étaient trois bateliers; ils communiquaient
pendant la nuit, et contrairement aux ordres de l'autorité,
avec les navires infectés qui se trouvaient en quarantaine
dans la rade de Montevideo.

« Au commencement du mois de février, vinrent mouiller
dans notre port des navires à voiles et à vapeur provenant
de Rio-Janeiro, où existait la fièvre jaune. Il y avait parmi
ceux-ci un brick danois *le Courrier*, qui avait perdu dans
la traversée son pilote et son charpentier de la fièvre jaune;
il lui restait encore trois malades à son arrivée à Montevideo.

« Ce navire fut mis immédiatement en quarantaine après
la visite de la santé. Pendant plusieurs jours, Andres Cesaro,
son fils Bautista, et son ami Bernardino, communiquèrent
non-seulement avec ce navire, mais encore avec plusieurs
autres bâtiments infectés. Ces maisons flottantes, étant toutes
autant de foyers d'infection, communiquèrent le germe de
la maladie à Bautista Cesaro, qui tomba malade et mourut
le 22 du mois de février; après lui, son père fut atteint et

mourut le 28 du même mois ; quant à Valero, il eut, peu de jours après, le même sort que ses deux compagnons.

« Après la mort de ces trois bateliers, leurs familles et les personnes qui les soignèrent ne tardèrent pas à être atteintes, et présentèrent tous les symptômes de la fièvre jaune.

« Parmi les médecins qui ont donné des soins à ceux qui ont été en contact avec les infectés, je citerai le Dr Brunel, qui a soigné le capucin Frederico Ferreti, qui mourut le 7 mars avec tous les symptômes de la fièvre jaune, qu'il avait contractée en confessant Andres Cesaro.

« Le germe de la maladie, importé déjà sur un point de la ville et près de la darse du nord, où toutes les conditions locales et la chaleur favorisaient son développement, ne tarda pas à faire sentir ses ravages dans le voisinage, et surtout dans la barraque de M. Mac' Eaken, où les ouvriers, occupés à soigner des cuirs et à nettoyer de la laine, succombèrent presque tous à l'infection. »

Suivent toutes les déclarations à l'appui.

Comme ces faits sont de la plus grande exactitude, on peut assurer que la fièvre jaune a été transportée à Montevideo, puisqu'un navire peut devenir le foyer d'une épidémie, et le transporter avec lui partout où le vent dirige sa course.

Développement de la fièvre.

Dans les premiers jours du mois de mars, la fièvre jaune se manifesta sur quelques points isolés. Comme il importait beaucoup de fixer de bonne heure le diagnostic d'une maladie qui faisait pour la première fois son apparition dans notre ville, et qui était inconnue à la majeure partie des médecins de Montevideo, car la moindre perte de temps pouvait avoir des conséquences funestes pour le traitement d'une maladie si grave et si rebelle, il était urgent de commencer la médication dès la première période. Le premier cas que je reconnus, je l'annonçai moi-même à plusieurs de mes confrères. Ayant été appelé pour consulter avec le Dr Mendoza auprès du frère capucin Ferreti, qui vivait à la chapelle des Exercices, j'observai chez lui tous les symptômes les plus graves de la fièvre jaune, les mêmes que j'avais vus aux Antilles et à la Havane. Ce prêtre avait confessé les deux bateliers qui étaient morts de la même maladie ; il avait été soigné pendant tout ce temps par une femme italienne qui ne s'était jamais éloignée du malade ; elle vint réclamer mes soins le surlendemain de la mort du capucin, elle était atteinte de la fièvre dont elle a guéri.

Il y avait à peine huit jours que le prêtre Ferreti était mort que la fièvre prit une direction déterminée ; puis, devenant plus générale, elle sembla partir de la darse du nord et s'étendre de proche en proche, suivant les vents, dans les rues aboutissant à cette localité, à plus de 400 mètres de rayonnement. Ce fléau éclatait tout à coup dans un établissement et frappait d'abord une ou plusieurs personnes qui vivaient sous le même toit, se propageant rapidement de proche en proche dans toutes les maisons, et couvrant de deuil toute une rue, toute une *cuadra* (1), tout un quartier.

Ce fut alors que la population commença à s'effrayer des ravages de l'épidémie ; bientôt un grand nombre de personnes quittèrent la ville pour se réfugier dans les campagnes et dans les villes environnantes. On cherchait à rassurer la population contre toute idée de contagion ; mais, à la mort de mon confrère et ami le Dr Villardebó, d'un médecin

---

(1) Ilot de maisons de 100 mètres environ de côté.

polonais dont le nom m'échappe, quand mes compatriotes les Drs Petit et Bisch tombèrent malades, la terreur s'empara des esprits, le mal fut regardé comme contagieux et pestilentiel ; les personnes aisées s'enfuirent, les unes dans la campagne ou à Buenos-Ayres, d'autres remontèrent les rivières Parana et Uruguay, et plus de la moitié des maisons restèrent désertes.

Nous avons vu que la fièvre jaune a commencé à Montevideo au mois de février ; nous verrons qu'elle deviendra un fléau épidémique pendant les mois de mars, avril et mai, et laissera des traces jusqu'à la fin de juin.

État de la ville de Montevideo au moment de l'invasion de l'épidémie.

Voyons dans quelles conditions se trouvait Montevideo à l'époque de l'invasion de la maladie. Les habitants avaient essuyé, six ans auparavant, neuf ans de siége, et pendant les six dernières années trois révolutions, qui avaient amené à leur suite les malheurs et la misère. Sa population avait déjà diminué de plus de la moitié de ce qu'elle était en 1842 ; l'épidémie nous a enlevé le quart de ce qui restait, soit par l'émigration, soit par la mortalité. Au mois d'avril, Montevideo comptait au moins 15,000 habitants, dont le tiers est tombé malade, et plus du tiers des malades sont morts (1).

---

(1) On ne peut guère évaluer le chiffre des morts qu'approximativement. J'ai su, d'une manière certaine, qu'un grand nombre de cadavres ont été enlevés des maisons particulières et ensevelis, sans en faire part à l'autorité ; d'autres, pour conserver leurs objets de literie, ne déclaraient pas le genre de maladie, et il était impossible de s'éclairer sur ce point, car un grand nombre de malades étaient soignés par des charlatans.

A Montevideo est médecin qui veut, peu importe le diplôme, le

Quand l'épidémie est venue nous envahir, le commerce était loin de prospérer ; la classe ouvrière était oisive, beaucoup de travailleurs se trouvaient malheureux ; le gouvernement était faible, sans organisation, sans énergie ; l'autorité, au lieu de prendre des mesures promptes, de secourir les indigents malades, de prendre les mesures hygiéniques nécessaires, est resté éloignée du centre de la population.

Ce fut alors que deux administrations, aidées de la police, se partagèrent le travail des secours immédiats. La junte économico-administrative du département de Montevideo et la Société philanthropique, composée en grande partie d'étrangers de différentes nations, se mirent à l'œuvre ; non-seulement elles assainirent les quartiers qui leur paraissaient les plus insalubres, mais encore elles fournirent aux familles pauvres les moyens de se procurer une meilleure alimentation, une habitation plus saine, des vêtements, de l'argent, des infirmiers, et les secours de la médecine. Vers la fin de l'épidémie, la Société philanthropique a établi un hôtel pour alimenter les malades pendant leur convalescence ; il a fonctionné plusieurs mois.

Les agents consulaires ont mis le plus grand zèle à venir au secours de leurs nationaux ; sous ce rapport, M. Blache, attaché au consulat français, a bravé tous les périls de la contagion.

Toutes ces associations eussent été insuffisantes sans les secours extérieurs. Le gouvernement Oriental, avec ses dettes et ses revenus dilapidés, ne pouvait accorder que de

---

champ est libre ; l'aventurier, le tailleur, le prêtre, comme le serrurier, sont libres de s'y précipiter, la porte est ouverte au charlatanisme le plus éhonté. Souvent l'opinion publique voit de mauvais œil toute tentative ayant pour but de poursuivre les médicastres.

faibles sommes. Ce fut alors que la presse fit appel aux populations des départements, de l'empire du Brésil, et surtout
de Buenos-Ayres ; des secours obtenus par souscriptions
nous arrivèrent en abondance.

La junte économico-administrative était composée de :

MM. Juan Ramon Gomez, *vice-président* ;
M. J. de Garcia,
Simon Zubillaga,
J. M. Besnes Irigoyen,
Juan A. Fernandez,
Francisco Cesanos,
Lindoro Forteza, *secrétaire.*

Inspecteurs de la commission centrale auxiliaire de la junte économico-administrative.

MM. Luis Lamas,
Carlos Crooker,
Benito Lombardini,
Manuel Herrera y Obes,
Juan Charry,
Julio Mandeville,
Cornelio Guerra,
Juan Jackson,
Adolfo de la Puente,
Manuel J. Errazquin,
Santiago Lavandera,
Manuel Juan de Garcia,
Zacarias Fonticelli.

Voici les noms des membres de la commission centrale
de la Société philanthropique.

MM. Luis Lerena, *président ;*
Juan H. Buggeln , *vice-président ;*
Adolphe Vaillant ,
Leopoldo Olave ,
Auguste Las Cazes ,
Luis Massini ,
Estevan Arnolfi ,
Manuel Francos ,
Indalecio Bengochea ,
Leandro Gomez ,
Ezequiel Perez , *secrétaire.*

M. Luis Herrera , *chef de police.*

Causes prédisposantes.

En cherchant les conditions diverses qui ont favorisé la
transmission après l'infection première , nous verrons que
les causes prédisposantes que le germe a rencontrées dans
notre ville pour la propagation du mal sont les mauvais
aliments , l'encombrement d'une certaine classe de la population dans les baraques en bois , les rues non pavées , les
égouts sales avec accumulation de matières putrides, l'usine
de gaz, la fuite de ce fluide dans les rues et dans les magasins , le vent du nord , l'insolation , la chaleur atmosphérique.

Quand l'épidémie a commencé à faire ses ravages, on
était au moment où les fruits étaient en abondance à Monte-

video. Une grêle, qui était tombée quelque temps auparavant, avait perdu une partie de la récolte ; aussi voyait-on exposée en vente une grande quantité de fruits gâtés, d'autres qui n'avaient pas atteint leur degré de maturité ; on voyait des melons d'eau, séparés de la plante depuis quinze ou vingt jours, exposés en dehors du marché sur un terrain humide et chauffé par les rayons du soleil.

La fièvre attaquait principalement les établissements populeux, les conventillos (1), les baraques dont le bois était en partie pourri, les lieux bas remplis d'immondices, d'eaux croupies, les rues non pavées, boueuses, et surtout le voisinage de la rivière, où, à marée basse, le terrain était exposé au soleil brûlant.

C'est la darse du nord qui était le lieu désigné pour être le berceau et le foyer de la maladie ; c'est là que l'épidémie a rencontré toutes les causes de son développement. Ce terrain, sur une étendue de 400 mètres carrés environ, forme un creux qui est inaccessible aux vents de S.-S.-O., qui sont les purificateurs du pays ; le vent du nord au contraire, qui a soufflé pendant presque tout le temps de l'épidémie, favorisait la propagation du mal. C'était là qu'était concentrée une population de bateliers, de pêcheurs, de tanneurs, de charpentiers, de forgerons, entassés dans des baraques en bois en partie détruites, et construites la plupart sur des eaux stagnantes. Cette localité se trouvait dans un bas-fond, recevait une grande partie des eaux de la ville, et avait des fossés alimentés par les eaux de la mer, qui se mêlaient à l'eau de pluie ; joignez à tout cela les ordures de la ville, qui, pendant plusieurs mois, avaient été jetées pour opérer

---

(1) Grandes et vieilles maisons à demi ruinées où vivent agglomérés les gens les plus pauvres.

le nivellement des rues aboutissantes. Une partie était déposée sur un terrain granitique, qui empêchait la filtration des eaux et y formait un amas liquide qui recouvrait une terre limoneuse, dans lequel les matières végétales et animales qu'entraînaient les eaux des rues étaient déposées. Par les temps chauds, la rapide évaporation produite par les rayons solaires ne tardait pas, en certains endroits, à remettre à nu la vase qui en formait le fond ; dans d'autres, elle les réduisait à une minime quantité d'eau. On jugera que dans une telle disposition toutes les matières animales et végétales entraient en fermentation, qu'il s'y formait des effluves d'une nature spécifique, qui, transportés dans l'air, empoisonnaient l'atmosphère. Aussi, suivant les vents, voyait-on la maladie se multiplier dans telle ou telle rue, diminuer ou augmenter d'intensité. Le vent du nord était celui qui paraissait donner plus d'activité aux miasmes qui se développaient.

Vers le sud de la ville, dans la rue Camacua, derrière le théâtre Neuf, il y avait des eaux croupissantes ; dans le fort de l'épidémie, on y construisait des canaux ; on creusait la terre ; on remuait ce sol fangeux et couvert de détritus, de matière végétale et animale, ordures de la ville qu'on y avait accumulées l'année d'auparavant. Des effluves nuisibles se dégagèrent en quantité et occasionnèrent, dans cette localité, un plus grand nombre de malades, et donnèrent un caractère plus grave à la maladie.

Dans la darse du nord, j'avais soigné, quelque temps avant la maladie, et dans des baraques construites sur des égouts, deux individus atteints de fièvres intermittentes tierces, qui, traitées par le sulfate de quinine, avaient résisté, et ne cédèrent qu'au changement de localité. C'est dans ce terrain marécageux qu'on avait établi, quatre années auparavant, l'usine de gaz. Comme cet établissement n'avait pas été surveillé par la police, il était resté dans un abandon complet ; on ne pouvait y pénétrer sans être repoussé par une odeur insupportable. Pendant l'épidémie, presque tous les employés ont été malades ; plusieurs sont morts.

Depuis longtemps le gazomètre n'avait pas été vidé ; il s'en exhalait des gaz délétères. D'après mes observations météorologiques, la température s'élevait à 30 degrés Réaumur en mars, à 31° en avril, et à 27° en mai, température plus que suffisante pour le dégagement des gaz que contenait le gazomètre de l'établissement.

Voici, à ce sujet, un passage de la lettre que M. Lenoble, chimiste et pharmacien distingué, a insérée dans un des journaux du pays pour faire connaître le résultat de l'analyse des eaux du gazomètre.

« Quand, pour la formation du gaz, je vis remplacer les corps gras par le charbon minéral, je craignis la formation de l'hydrogène sulfuré et de l'ammoniaque, qui sont produits par cette substance. Il y a quelque temps que mes craintes se sont réalisées ; l'analyse que j'ai faite des eaux du gazomètre m'a démontré la présence d'une grande quantité d'hydrogène sulfuré, d'ammoniaque, et de sulfure de carbone.

« Une température de 20 à 25 degrés est suffisante pour que le gaz hydrogène sulfuré, etc., abandonne l'eau et se mêle à l'air atmosphérique pour le vicier et le rendre délétère.

« Plus tard, monsieur le rédacteur, la commission de santé publique démontra elle-même l'existence de l'hydrogène sulfuré dans le gazomètre ; elle en trouva aussi à côté de l'usine de gaz. »

La majeure partie des maisons, surtout dans les rues principales, ont des magasins de détail dans lesquels les convenances de la salubrité sont toujours sacrifiées à l'intérêt de l'exploitation. Ainsi, après un grand magasin , on voit des appartements d'une capacité insuffisante, où est entassée toute une famille , sans cour spacieuse , sans ventilation , et dont la majeure partie n'a jamais été frappée par les rayons solaires. Ces petits appartements sont très-souvent traversés par des conduits de gaz; dans quelques-uns, on y voit des becs (1). Il est incontestable qu'un bec de gaz en activité dans un appartement petit et chaud est dangereux ; il l'aurait bientôt dépouillé de son oxygène et chargé d'une proportion énorme d'acide carbonique. C'est donc un mode d'éclairage à bannir des chambres à coucher, et en général des habitations privées. Dans les lieux où règnent de grands courants d'air, l'oxygène, qui disparaît par la combustion, est promptement remplacé, et l'acide carbonique produit est entraîné au loin. Cependant, par la disposition des maisons à Montevideo, il arrive que les gaz délétères qui s'échappent du bec d'éclairage sont refoulés dans la partie enfoncée, dépourvue de ventilation, comme les arrière-boutiques, l'alcôve, l'entresol communiquant avec l'intérieur du magasin, et de là, chez ceux qui y demeurent, des céphalalgies, du malaise, des étourdissements, etc. Nous pensons, avec M. Briquet, que le séjour habituel et prolongé dans de pareils lieux,

---

(1) D'après les calculs établis sur des tableaux de M. Dumas, un bec de gaz d'huile consomme 38 litres de gaz par heure; il y a absorption de 63 1/3 litres d'oxygène, production de 42 1/2 litres d'acide carbonique, et 23 grammes 810 centigrammes d'eau. Un bec de gaz de houille consomme 158 litres de gaz par heure; il y a, pendant ce temps, absorption de 234 litres d'oxygène, production de 128 1/3 litres d'acide carbonique et de 169 grammes 660 centigrammes d'eau. La quantité de charbon qui se sépare du gaz hydrogène et qui n'est point brûlé est considérable.

dont l'air reste chaque soir et toute la nuit plus ou moins
vicié, doit influer sur l'hématose et renforcer la tendance
à l'étiolement et à l'anémie. Bien des personnes qui résident
forcément dans les ateliers et les magasins éclairés au gaz
se plaignent de dyspnée, d'étouffements, de chaleur à la
gorge, d'une titillation au larynx qui provoque une toux
sèche et fatigante. D'après quelques auteurs, ces effets sont
dus à des substances qui échappent à la combustion, savoir :
l'acide sulfureux, si irritant sur les surfaces muqueuses ; le
sulfite de carbone, qui a une grande âcreté ; l'acide sulfhy-
drique, dont on connaît l'influence délétère ; enfin la vapeur
de charbon, qui, sans cesse inspirée, devient une cause
d'excitation pathologique pour les membranes des bronches.

Le gaz cesse d'être respirable dans l'intérieur d'une maison quand il y a eu rupture des conduits et que les robinets
n'ont pas été complétement fermés. C'est toujours au point
de jonction des tuyaux que s'opèrent les fuites de gaz. En
France, la perte de gaz qu'elles occasionnent est évaluée
annuellement à 25 pour 100 ; il imprègne le sol autour
des tuyaux, et, quand la fuite est considérable, l'infiltration
s'étend de 8 à 10 pieds de profondeur.

Les cas d'asphyxie suivie de mort par le gaz sont heureusement rares. Une catastrophe survenue en 1841 à Stras-
bourg, et occasionnée par le gaz, a livré aux recherches du
professeur Tourdes cinq cadavres appartenant à la même
famille. Des faits qu'il a observés, il conclut que le gaz de
l'éclairage n'agit pas seulement sur l'organisation comme
simple cause d'asphyxie par la substitution d'un élément
non respirable à l'air atmosphérique, mais qu'il est encore
doué de propriétés délétères indépendantes de son pouvoir
asphyxiant ; que cette influence spécifique se révèle par des
phénomènes morbides qui expriment le trouble plus ou

moins profond des fonctions du système nerveux, auquel viennent s'ajouter la lésion et l'interruption des fonctions respiratoires. Il résume ainsi les symptômes : 1° invasion insi-
dieuse de prodromes d'une nature variable ; 2° céphalalgie,
vertiges ; 3° nausées, vomissements ; 4° troubles des facultés
intellectuelles, perte absolue de connaissance ; 5° affaiblis-
sement général, profonde résolution des forces, paralysie
partielle, convulsions ; 6° phénomènes d'asphyxie apparais-
sant avec lenteur, mais complets, et prédominant dans les
derniers moments de la vie. Suivant la proportion et la rapidité du mélange du gaz et de l'air, les accidents se pro-
nonceront avec plus ou moins d'intensité, et marcheront
plus ou moins vite.

Il y avait dans la partie ouest du marché un terrain de
30 mètres carrés, rempli de maisons en bois toutes délabrées,
où était entassée une grande quantité de familles appartenant à la population italienne. Dans un coin de ce terrain,
se trouvait un égout qui recevait depuis plusieurs années
les eaux d'une source, celles de la pluie, et des eaux sales.
Voyant une cause d'infection dans cet état des choses, en
raison de la grande mortalité que l'on observait aux environs, M. Jules Maudeville, chargé de ce district comme in-
specteur de la commission centrale, ordonna de faire dispa-
raître ces eaux croupissantes, et, pour ne pas infecter
l'atmosphère, il fut obligé de faire exécuter ce travail au
moyen d'une pompe et de diriger ces eaux à la mer par un
conduit souterrain ; il m'a assuré que ce fossé contenait plus
de 200 pipes d'eau.

A 30 mètres plus loin, du côté opposé, existait une réunion de baraques basses, sans ventilation, dont le bois était
à moitié pourri, et encaissées dans un petit espace de terrain.
Plus de cinquante personnes appartenant à des familles

basques habitaient cette localité, au centre de laquelle était une petite cour où débouchait un grand conduit qui contenait toutes les ordures de la population du marché. Pendant l'épidémie, tous les habitants de ce cloaque sont tombés malades, et la majeure partie sont morts.

Sous un grand nombre de baraques situées dans d'autres parties de la ville, on a rencontré des eaux croupissantes, contenant des substances animales et végétales en putréfaction. Ce sont les habitations qui ont été les plus envahies par la maladie.

Les vêtements mouillés par la pluie, l'ardeur du soleil, les hémorrhoïdes, les émotions morales, toutes les passions qui ébranlent fortement le système nerveux, la peur, qui doit être placée en première ligne, les excès de boissons et d'aliments; l'acte vénérien: telles étaient les causes occasionnelles que nous avons vu être les plus propres à provoquer l'explosion de la fièvre jaune.

Il faut ajouter aussi, comme causes prédisposantes, les fièvres intermittentes. Chervin dit que la fièvre jaune n'a jamais régné épidémiquement, hors des tropiques, que pendant l'été et l'automne, c'est-à-dire les saisons pendant lesquelles sévissent les fièvres intermittentes et rémittentes. J'ai observé des fièvres intermittentes dans la darse du nord quinze jours avant le développement de l'épidémie: il est incontestable ici que l'élément paludéen est venu s'ajouter à celui qui a produit la fièvre jaune.

Les observations météorologiques qui suivent ont été faites pendant les trois mois de l'épidémie.

Observations météorologiques.

Mars 1857.

Jours.	Thermomètre.	Baromètre.	Vents.	Temps.
1	24°	0,760	N.	Beau.
2	24	760	S.	Beau.
3	26	760	N.-E.	Beau.
4	27	760	N.-O.	Beau.
5	29	759	N.	Beau.
6	26	758	N.-O. au S.	Beau.
7	23	762	S.-E.	Temps nuageux.
8	26	758	N.	Temps couvert.
9	22,50	763	S.-O.	Beau temps.
10	24	767	N.-O.	Beau temps.
11	27	769	E.	Beau temps.
12	25	767	E.-S.-E.	Temps pluvieux.
13	26	760	E.	Temps couvert.
14	25	759	S.-O.	Beau temps.
15	21	767	S.-S.-E.	Beau temps.
16	23	765	N.-E.	Beau temps.
17	24,50	763	N.-E.	Temps couvert.
18	24	763	N.-E.	Temps couvert.
19	23,50	759	O.	Beau temps.
20	22	760	S.-E.	Temps pluvieux.
21	21	769	E.-S.-E.	Beau temps.
22	23,50	769	E.	Beau temps.
23	24	767	N.-E.	Temps nuageux.
24	25	763	N.-E.	Beau temps.
25	25,50	761	E.-S.-E.	Beau temps.
26	21	762	S.	Beau temps.
27	21	761	E.-S.-E.	Très-beau temps.
28	24	763	N.-O.	Beau temps.
29	25	762	N.-O.	Beau temps.
30	30	760	S.-S.-O.	Beau temps.
31	26	763	N.-N.-O.	Beau temps.

Observations météorologiques.

Avril 1857.

Jours.	Thermomètre.	Baromètre.	Vents.	Temps.
1	23°	0,760	S.-S.-E.	Temps pluvieux.
2	16	769	S.-S.-E.	Beau temps.
3	15,50	771	S.-S.-E.	Beau temps, nuageux.
4	17	768	S.-S.-E.	Beau temps.
5	21	766	S.-S.-E.	Beau temps.
6	19	766	S.-E.	Beau temps.
7	21,50	768	E.-S.-E.	Temps couvert.
8	20	769	E.	Beau temps.
9	21	768	S.-E.	Beau temps.
10	24	768	S.-E.	Temps nuageux.
11	24	768	E.-N.-E.	Temps nuageux.
12	21,50	770	N.	Temps nuageux.
13	24	770	N.-N.-E.	Beau temps.
14	24	771	N.-E.	Beau temps.
15	25,50	771	N.-N.-E.	Beau temps.
16	23	772	N.-N.-E.	Beau temps.
17	25	770	N.-N.-E.	Beau temps.
18	31	764	N.	Beau temps.
19	23	765	N.	Beau temps.
20	28	765	N.-N.-O.	Beau temps.
21	24	761	S.	Beau temps.
22	13	760	O.	Beau temps.
23	12	767	S.-O.	Beau temps.
24	16	769	S.-S.-O.	Beau temps.
25	16	766	O.-N.-O.	Beau temps.
26	15	764	O.	Beau temps.
27	15,50	766	N.-N.-E.	Beau temps.
28	16	767	E.	Beau temps.
29	20,50	768	N.	Temps nuageux.
30	19	766	N.	Temps nuageux.

Observations météorologiques.

Mai 1857.

Jours.	Thermomètre.	Baromètre.	Vents.	Temps.
1	22°	0,759	E.	Temps couvert.
2	17,50	752	S.-E.	Temps pluvieux.
3	14	757	S.	Temps pluvieux.
4	13,50	763	S.-O.	Temps nuageux.
5	13	763	S.-O.	Beau temps.
6	14	763	O.	Temps couvert et pluv.
7	12	769	S.	Temps couvert et pluv.
8	11	767	O.-N.-O.	Temps couvert et pluv.
9	12	769	O.-S.-O.	Temps nuageux.
10	14	766	S.-O.	Temps nuageux.
11	13,50	767	O.	Beau temps.
12	15	768	N.-O.	Beau temps.
13	21	768	N.-O.	Beau temps.
14	15	766	N.-N.-O.	Beau temps.
15	20	763	N.-O.	Beau temps.
16	15	760	O.-N.-O.	Temps brumeux.
17	21	760	N.-O.	Beau temps.
18	22	759	O.-N.-O.	Beau temps.
19	24	760	N.	Temps pluvieux.
20	27	763	O.-N.-O.	Beau temps.
21	26	763	N.-O.	Temps brumeux.
22	23	763	N.-N.-O.	Beau temps.
23	20	764	N.-O.	Temps nuageux, pluie.
24	17	761	N.-O.	Temps pluvieux.
25	19	762	N.-O.	Temps couvert.
26	15	756	N.-O.	Temps couvert.
27	12	759	O.-S.-O.	Temps nuageux, pluie.
28	14	765	O.	Beau temps.
29	16	761	N.-O.	Beau temps.
30	16	762	N.-O.	Beau temps.
31	15,50	763	N.-O.	Beau temps.

Mode de transmission et de propagation.

La transmission de la fièvre jaune présente un des problèmes les plus obscurs de l'histoire de la maladie. Le doute qui enveloppe ce point ténébreux commande une réserve discrète, que justifient d'ailleurs des raisons de haute philanthropie. Mais la sécurité publique a des droits qui imposent des devoirs ; il faut donc que la vérité soit connue : je la chercherai sans opinion préconçue, et j'interrogerai tous les faits portés à ma connaissance, pour savoir si la vraie contagion existe.

Les discussions interminables des médecins sur le mode de propagation de la fièvre jaune paraissent tenir en bonne partie à ce qu'ils n'ont pas commencé par se mettre bien d'accord sur le sens précis des termes *épidémie, contagion, infection* ; il est donc important de limiter clairement le sens de ces expressions.

Lorsqu'une maladie frappe, à une époque donnée, un nombre inaccoutumé d'individus dans un pays, une ville, une localité, on dit que cette maladie règne *épidémiquement ;* c'est là le sens général et étiologique du mot *épidémie*. Que cette maladie soit apportée dans le pays par l'atmosphère, ou qu'elle s'y développe spontanément par l'effet de la constitution médicale de la saison, ou qu'elle ait sa source dans les propriétés nuisibles qu'y revêtiraient les aliments, la maladie est dite purement *épidémique,* tant que l'homme qui en est atteint ne concourt pas, en quelque manière, à reproduire cette maladie chez ses semblables.

Mais, si un ou plusieurs malades concourent à la reproduire, chez d'autres, la maladie, épidémique ou non, est dite *contagieuse* ou *infectieuse,* selon le mode par lequel se fait cette reproduction.

Lorsque la maladie se propage par le seul fait du contact, elle est dite *contagieuse :* ainsi la gale, la syphilis; mais ces maladies, uniquement contagieuses, ne sont pas épidémiques.

Mais le contact n'est pas le seul mode par lequel les individus atteints peuvent concourir à transmettre à d'autres leurs maladies : il peut arriver qu'un malade touche un bien portant, à l'air libre, sans rien lui communiquer, et que ce malade, sans même toucher personne, infecte l'atmosphère de la chambre, les linges et même les meubles de cette chambre, au point que ceux qui y entrent pendant et même après le séjour de ce malade y prennent sa maladie; dans ce cas, la maladie est dite *épidémico-infectieuse.* La contagion s'exerçant non directement, mais à travers le médium de l'atmosphère close et limitée qu'a infectée le malade, ne s'appelle plus *contagion,* mais *infection.*

Enfin il peut arriver que cette maladie *épidémico-infectieuse* soit de telle nature qu'un certain nombre de malades infectent non-seulement l'air des chambres qu'ils habitent, mais encore l'air libre qui plane sur une maison, sur le quartier où ils vivent, de manière à accroître le degré de tension épidémique dans l'atmosphère qui enveloppe cette maison, ce quartier. Ici il n'y a pas seulement propagation du malade au bien portant par le médium de l'air de la chambre, ce qui caractérise l'infection proprement dite, mais il y a encore réaction de la part des malades plus ou moins nombreux habitant une maison, un quartier, sur l'atmosphère libre et déjà viciée de cette localité. Cette réaction accroît l'influence épidémique de cette atmosphère, augmente son degré de tension, et concourt ainsi au développement croissant de l'épidémie.

Voyons maintenant ce que nous avons observé pendant l'épidémie. Le malade qui était atteint de la fièvre modifiait l'air dans lequel il se trouvait, en y introduisant des éléments nouveaux, des produits morbides, susceptibles, après une incubation plus ou moins longue, d'engendrer la maladie chez ceux qui les avaient absorbés, soit par les voies respiratoires, soit par la peau. Les sécrétions et les excrétions des malades renfermaient aussi le germe de la maladie.

Ces faits de transmission s'observaient surtout chez des individus appartenant à la classe pauvre, là où l'encombrement rassemblait les familles dans une seule chambre, dans des baraques basses et humides, non aérées ; là où les matières vomies et les déjections alvines couvraient le sol et les objets de literie. Dans ces conditions hygiéniques déplorables, les familles étaient exposées jour et nuit aux émanations pestilentielles provenant souvent de plusieurs malades. Alors ceux qui étaient doués d'une organisation puissante luttaient victorieusement contre les influences toxiques extérieures ; ceux, au contraire, dont la nutrition était incomplète, la débilité extrême, les fonctions d'absorption activées par une nourriture insuffisante, succombaient dans la lutte de l'élément morbide contre la santé.

Nous avons vu que les malades qui se trouvaient ou qui avaient été transportés en dehors des foyers d'infection communiquaient rarement la maladie, soit qu'ils fussent isolés, soit qu'ils fussent réunis en grand nombre, comme dans l'hôpital de la Charité. Si nous nous fixons sur les gardes-malades de la Société philanthropique qui se sont trouvés dans les lieux infectés, nous verrons qu'un grand nombre ont été atteints, et qu'une demi-douzaine a péri ; tandis

que sur 24 individus qui composaient le personnel de l'hôpital de la Charité, il n'y a pas un seul employé qui ait été
atteint. Comment expliquer cette différence, si ce n'est que
l'hôpital central se trouvait en dehors des émanations délétères, que le local était mieux disposé, plus aéré, que les
maisons, les baraques, etc.

Il faut admettre, comme M. Durand-Fardel, la transmission par approximation, phénomène dont nous pouvons nous
rendre raison, puisque nous avons vu souvent la présence
d'un seul malade être impuissante pour transmettre la maladie, tandis que la réunion d'un grand nombre dans le même
espace, avec concentration des miasmes, est plus capable de
transmission. Nous verrons qu'il en est de même de toutes
les maladies qui font de grands ravages, et qui se montrent
d'une manière épidémique, telles que la peste d'Orient, le
choléra-morbus, le typhus des prisons ou des armées.

Comme j'ai étudié toutes ces maladies pendant mes voyages
sur les navires de guerre, je me permettrai de relater quelques observations à cet égard.

La peste d'Orient a à peu près les mêmes symptômes que
la fièvre jaune ; comme elle, elle se développe de la même
manière, elle n'occupe généralement que le littoral ; c'est
avec elle qu'elle a le plus d'analogie. A ce sujet, voyons
l'opinion de Clot-Bey. «La peste, dit-il, est endémique sur
toute la côte orientale et méridionale de la Méditerranée ;
mais cette endémicité n'existe pas au même degré : les principaux centres de développement sont l'Egypte, la Syrie et
Constantinople. Dans la haute Egypte, l'affection est plus
rare que dans la moyenne, et plus encore dans celle-ci que
dans la basse. Le littoral de Syrie y est plus exposé que le
Liban ou l'intérieur du pays, et les rives du Bosphore
plus que le continent de la Turquie d'Europe et d'Asie.»

Voici un fait de propagation par contagion et par foyers d'infection de la peste d'Orient, qui a infecté toute une île. En 1837, la peste était sur les côtes de Macédoine ; j'étais alors embarqué sur le vaisseau *le Triton*, qui était mouillé en rade de Salamine, quand nous apprîmes qu'un navire marchand grec avait apporté à l'île d'Égine les vêtements des Macédoniens morts de la peste, lesquels furent vendus en peu de jours. Il n'y avait pas un mois que la vente était faite, que la maladie sévit sur les habitants de cette île d'une manière si effrayante que le gouvernement grec fut obligé d'y envoyer des médecins. La mortalité fut considérable.

Un autre cas nous fera connaître que la peste d'Orient, quoique contagieuse dans les foyers d'infection, ne l'a pas été dans un cas isolé. J'étais, en 1836, à naviguer dans les mers du Levant, quand le brick *la Surprise* eut son médecin atteint de la peste et en mourut. M. Brousse, chirurgien-major du navire, était descendu à terre pour examiner des pestiférés ; *la Surprise* était alors sur les côtes de Syrie ; il mourut quelques jours après d'un bubon accompagné d'un érysipèle gangréneux. Aucun homme de l'équipage n'a été atteint. Je fus désigné par l'amiral pour le remplacer.

Voici un autre fait relativement au choléra-morbus, qui, quoique contagieux dans certains cas, ne l'a pas été dans cette circonstance.

En 1835, j'étais sur ce même vaisseau *le Triton*, quand le choléra-morbus s'y développa d'une manière foudroyante ; sur 600 hommes d'équipage, 300 furent atteints et 100 moururent. Ce vaisseau venait de parcourir les côtes d'Alger, où il avait pris la légion étrangère pour la transporter en Espagne ; ces deux contrées étaient ravagées par la maladie. Après avoir débarqué les soldats, le commandant Baudin fit route sur l'île de Mahon, pour se soustraire à l'épidémie. Malheureusement nous avions l'infection à bord; il y avait plusieurs jours que nous étions arrivés et avions communiqué avec la ville, quand le choléra se déclara à bord. Nous débarquâmes tout l'équipage sur une île, où nous restâmes trois mois en quarantaine; je n'ai vu aucun cas se déclarer en ville, quoique nous eussions déjà communiqué depuis huit jours.

Voyons maintenant pour le typhus des prisons.

En 1830, j'étais employé comme chirurgien de la marine dans un hôpital où l'on avait déposé les forçats du bagne atteints de typhus. Les médecins et infirmiers tombèrent malades; les premiers se firent soigner dans leurs familles, en ville; quelques-uns moururent. Nous communiquions tous les jours avec la population; aucun cas ne s'y est présenté.

Voici un cas tout récent de fièvre jaune contractée aux Antilles, et importée en rade de Brest par un navire de guerre français, qui a déposé des malades à terre et n'a pas contagionné la ville.

Dans la séance de l'Académie de Médecine, du 9 juin 1857, M. Beau lut, au nom de MM. Louis et Gérardin, un rapport sur des cas de fièvre jaune importés à Brest, en septembre 1856, par la corvette de charge *la Fortune*, venant des Antilles.

Le surlendemain du départ de ce bâtiment de la Guadeloupe, c'est-à-dire le 1er août, une épidémie meurtrière de fièvre jaune éclata à bord, pour ne s'arrêter que le 7 septembre, trois jours après son arrivée en rade de Brest. Pendant ce laps de temps, qui comprend trente-huit jours, il y eut, sur un effectif de 212 hommes, 118 personnes atteintes, parmi lesquelles 56 succombèrent.

A son arrivée à Brest, ce bâtiment reçut plusieurs employés du port et du lazaret, tels que pilote, magasinier et garde sanitaire, etc. Le lendemain de l'admission à libre pratique, deux de ces employés, rentrés dans leur famille, ont présenté des symptômes semblables à ceux de la fièvre jaune, et ont succombé d'une manière rapide.

Le rapporteur analyse les symptômes observés et qui ont été transmis ; il fait remarquer que l'absence du vomissement noir a été déjà notée dans les épidémies antérieures, et que les conditions étiologiques, toutes puissantes dans le cas présent, l'autorisent à conclure à l'existence de la fièvre jaune ; il dira donc que, « sous l'influence d'une température élevée, par une latitude plus basse, dans des circonstances atmosphériques autres que celles qui existaient du 21 au 26 septembre, à Brest, ces deux cas mortels de fièvre jaune, contractés à bord de *la Fortune,* au lieu de se borner aux sieurs Picaud et Romain, auraient pu propager la maladie dans la population de Brest, à l'aide des transmissions successives. »

L'histoire rapporte deux cas de transmission de foyer d'infection par contact et à distance.

Par contact. Le brick *le Palinure* était désolé par la fièvre jaune, qu'il avait contractée aux Antilles, quand il prend le large, et rencontre le brick anglais *Carnation.* Un combat se livre, et le navire anglais est enlevé à l'abordage. Les prisonniers anglais, transportés à bord du *Palinure,* contractent la fièvre jaune ; un grand nombre d'entre eux y succombent.

A distance. Ce fait a été signalé par les médecins et chirurgiens du lazaret de Marseille. « Le brick danois *Nicolino,* capitaine Mold, parti de Malaga le 26 août 1821, avait contracté la fièvre jaune dans ce port. Le capitaine Mold avait eu à son bord un matelot attaqué de la fièvre jaune ; ce malheureux, délaissé pendant trois jours, sans secours, à fond de cale, était mort après dix jours de maladie. Dans la traversée, un autre malade avait guéri. Le 8 septembre, le lendemain de son arrivée, le capitaine ouvrit les écoutilles de son bâtiment, et la vapeur délétère qui s'en exhala répandit à l'instant la contagion sur les bâtiments qui étaient à ses côtés. »

Ce qui va suivre est la relation des différents navires français qui, en 1850, ont passé à Rio-Janeiro, y ont contracté la fièvre jaune, et ont importé les foyers d'infection dans la rade de Montevideo. Nous verrons que les symptômes décrits dans les rapports des médecins des navires de l'État ont beaucoup d'analogie avec ceux que nous avons observés pendant l'épidémie de Montevideo. M. Barralier, chirurgien-major de la frégate-amiral, m'a donné la relation qui suit :

Trois bâtiments de guerre de la marine française, qui sont venus se ranger sous le pavillon de M. l'amiral Leprédour, ont contracté, à leur passage à Rio-Janeiro, la fièvre jaune, qui y régnait depuis plusieurs mois ; ces bâtiments sont *l'Archimède, le Prony* et *l'Alouette.*

L'Archimède, parti de Brest le 16 février, arrive le 20 mars à Rio, après une relâche de trois jours à Madère ; dans la soirée du 21, un aspirant, qui avait fait une corvée fatigante sous le soleil, a présenté le premier tous les symptômes caractéristiques de la fièvre jaune. Bientôt plusieurs autres tombèrent malades ; l'un d'eux, un grand canotier, pris de la fièvre jaune le 25, succomba le 31.

En résumé, *l'Archimède* a eu, du 20 mars au 3 avril, 28 malades, dont un seul est mort ; tous les malades ont été atteints avant le départ pour Montevideo, qui a eu lieu le 27 ; il n'est pas survenu de nouveaux cas depuis ce moment.

A l'arrivée de *l'Archimède* dans cette rade, il existait à bord neuf malades, dont le plus grave était le domestique du commandant. Ces hommes se sont promptement rétablis sous l'influence du climat salubre de la Plata.

Répartition des malades de l'Archimède.

Aspirant.	1
Maîtres.	2
Gabier.	1
Chef de pièce.	1
Coq.	1
Calier.	1
Canotiers.	15
Chauffeurs.	3
Domestiques.	3
Total.	28
Cas légers.	19
Cas graves	9
Mort.	1

Le Prony, parti de Toulon le 26 février, est arrivé le 2 avril à Rio, après de courtes relâches à Gibraltar et à Gorée : ce bâtiment a appareillé le 6 pour Montevideo, sans aucun malade ; mais, dès le premier jour du départ, le cuisinier de l'état-major a offert tous les symptômes de la fièvre jaune. Le 7, 6 nouveaux malades se présentèrent ; ils étaient tous gravement atteints. Sur ce total de 7 malades, 5 sont morts le troisième jour de l'invasion, et

1 le cinquième jour ; sur ce total de 6 morts, 1 est mort en rade de Montevideo, le lendemain de l'arrivée. Le 14 avril, d'après les ordres de M. le commandant de la station, les 5 malades convalescents que présentait encore *le Prony* furent évacués sur l'île de la Liberté, transformée en lazaret, et ils se sont rapidement rétablis.

Le Prony a perdu en rade l'infirmier, atteint de fièvre typhoïde.

Eu résumé, *le Prony* a eu un total de 27 malades.

      Cas graves. . . . . : 7
      Guéri. 1
      Morts 6
      Cas légers. 10

Le Prony portait 50 voltigeurs du 3ᵉ régiment d'infanterie de marine ; aucun n'a été atteint de l'épidémie.

L'Alouette n'a eu qu'un seul malade, le boulanger ; il a guéri.

Le Flambard, arrivé à Rio-Janeiro le 4 juillet, y a fait une relâche de sept jours ; la fièvre jaune sévissait encore, mais avec beaucoup moins d'intensité ; la température était toujours très-élevée. Un seul cas s'est présenté à bord de ce bâtiment, le 5 juillet ; il a guéri.

1ᵉʳ *jour. Cas graves.* — *Symptômes.* Frisson initial très-marqué, lassitude dans les membres, perte de l'appétit, pesanteur de tête. Le soir de l'invasion, céphalalgie sus-orbitaire très-forte, pesanteur des paupières, conjonctives injectées, yeux larmoyants, face vultueuse, intelligence libre, grande anxiété ; rachialgie très-prononcée aux régions dorsale et lombaire ; douleurs vives dans les articulations et la continuité des membres, surtout aux membres inférieurs ; langue blanche, humide, saveur amère dans la bouche, anorexie, soif vive, nausées ; plus tard, vomissements bilieux ; constipation ; peau chaude, sèche au toucher ; pouls plein, dur et fréquent.

2ᵉ *jour*. Exaspération des précédents symptômes ; un peu d'ictère aux conjonctives ; hémorrhagie nasale et buccale.

3ᵉ *jour*. L'ictère se prononce, les vomissements prennent la teinte du café au lait ; prostration des forces, respiration anxieuse ; délire plus souvent tranquille, mais continu ; ictère général aux derniers moments.

Ces symptômes n'ont pas été constants, surtout l'ictère, les vomissements noirs et l'hémorrhagie. Chez quelques malades, on a noté des accidents cholériformes.

Les traitements mis en usage ont varié. Parfois, suivant les indications, saignées syncopales ; dans d'autres cas, sudorifiques, émétique en lavage ; quand il y avait rémission, sulfate de quinine à haute dose ; quand la constipation était opiniâtre, calomel contre les vomissements, sangsues à l'épigastre, et boissons froides ; lavements froids de décoction de quinquina ; contre les douleurs articulaires, frictions camphrées.

Le virus peut s'introduire de trois manières différentes dans le corps.

Quelques contagionnistes considèrent l'air comme peu susceptible d'être un agent de communication dans les maladies épidémiques. Il ne faut pas être trop préoccupé de l'idée de contact ; il faut bien se pénétrer : 1° que les limites de l'absorption cutanée sont étroites ; 2° que certains poisons introduits dans l'estomac ne produisent aucun effet toxique ; 3° que les poumons prennent une grande part à l'absorption.

Lorsqu'au moyen de l'air, un principe nuisible est porté jusqu'aux dernières ramifications des bronches, il y a là plus que contact, il y a pénétration. Sur la quantité de gaz que l'on a rencontrés dans l'analyse chimique faite des eaux du gazomètre, prenons par exemple le gaz hydrogène sulfuré, et voyons la différence qui résulte pour l'économie de l'introduction de ce gaz par l'absorption pulmonaire, par l'absorption stomacale et par l'absorption cutanée.

L'hydrogène sulfuré est un poison violent lorsqu'il est introduit par les voies respiratoires, puisqu'il suffit qu'il en existe dans l'air $\frac{1}{800}$ pour donner la mort à un chien de moyenne taille, et $\frac{1}{200}$ pour faire périr un cheval. On sait, d'autre part, que le gaz peut être introduit à peu près impunément en grande quantité dans les voies digestives.

Il est facile de comprendre que, comme tous les gaz vénéneux, l'hydrogène sulfuré doit manifester son action plus rapidement par les voies respiratoires que par toute autre ; ce qui tient à ce que, sur la surface pulmonaire, l'absorption se fait plus activement que sur la surface intestinale, et que l'élimination du gaz de l'économie est presque insensible ; mais cela n'explique pas l'innocuité de l'hydrogène sulfuré ingéré en très-grande quantité dans le canal intestinal.

On peut faire à ce sujet deux hypothèses : ou bien l'hydrogène sulfuré non absorbé est digéré, détruit dans l'intestin, et par conséquent ses effets propres sont neutralisés ; ou bien, après avoir été absorbé, il se trouve modifié ou éliminé avant d'arriver dans le système artériel : car on comprend en effet que le sang artériel doive être le véhicule immédiat de tous les agents physiologiques et toxiques, parce que c'est lui qui va directement aux capillaires, dans lesquels se passent toutes les actions organiques.

Il s'agit donc de savoir, dans cette dernière hypothèse,

par quel organe l'hydrogène sulfuré peut être éliminé. La surface pulmonaire paraît être le lieu le plus favorable à cette exhalation du poison, qui est une substance gazeuse ; de telle sorte que la surface pulmonaire peut jouer tantôt le rôle de surface absorbante, quand l'hydrogène sulfuré se trouve dans l'air, tantôt le rôle de surface exhalante pour la même substance, lorsqu'elle se rencontre dans le sang.

Pour prouver que l'élimination de l'hydrogène sulfuré a lieu par le poumon, nous rapporterons les expériences faites par M. Bernard.

Sur un chien de moyenne taille, il a injecté, dans le sens de la circulation, du côté du cœur, par la veine jugulaire du côté droit, et successivement, 32 centimètres cubes d'hydrogène sulfuré gazeux, qui s'est dissous très-rapidement. Avant de faire l'injection, il a placé au devant des narines de l'animal un papier imbibé d'acétate de plomb. L'air expiré par le chien ne produisait, avant l'injection, aucune coloration sur le papier ; mais, en le maintenant exposé à l'air qui sortait des poumons, on devait, si, après l'injection, le gaz sulfuré était éliminé par cette voie, voir noircir le papier par la formation du sulfure de plomb, aux dépens de l'hydrogène sulfuré expulsé. C'est en effet ce qui arriva : presque aussitôt après qu'une partie de l'injection fut poussée dans le sang, le papier fut noirci par de larges taches de sulfure de plomb qui s'y formaient. Au moment où cela avait lieu, l'animal faisait des inspirations un peu profondes qui cessèrent bientôt, en même temps que l'apparition du sulfure noir. Le papier imbibé d'acétate de plomb restait alors blanc, ce qui prouvait que l'élimination était déjà complète ; mais, si on poussait une nouvelle quantité de gaz, on voyait aussitôt reparaître la coloration noire, qui disparaissait bientôt après. L'animal n'éprouva du reste aucun accident de cette expérience, qui put être répétée sur lui à plusieurs reprises, toujours avec les mêmes résultats.

D'après cette expérience, il reste établi que l'hydrogène sulfuré dissous dans le sang veineux peut être éliminé par le poumon au moment où il vient de le traverser, et on comprend aussi comment les effets de l'intoxication n'ont pas lieu, puisque la substance capable de les produire peut s'éliminer avant d'arriver dans le système artériel. Lorsque l'hydrogène sulfuré est inspiré avec l'air, il en est tout autrement, et ses effets toxiques peuvent alors très-bien se comprendre, puisque l'hydrogène sulfuré est emporté par les veines pulmonaires et passe directement dans le système artériel.

Il a encore montré que l'élimination, qu'il a constatée par le poumon en injectant l'hydrogène sulfuré directement dans le sang veineux, a également lieu lorsqu'on l'introduit dans les voies digestives.

Sur un chien de taille ordinaire étant vers la fin de la digestion, il a introduit, à l'aide d'une sonde œsophagienne, 32 centimètres cubes d'une solution aqueuse d'hydrogène sulfuré dans l'estomac; puis, aussitôt après, il a placé devant le nez de l'animal le papier réactif imbibé d'acétate de plomb. Dans les premières inspirations qui suivirent l'injection, il ne se manifesta aucune réaction, aucun changement de couleur du papier; ce n'est qu'après quelques instants que l'élimination commença et que le papier noircit.

Ces expériences peuvent expliquer l'innocuité de l'introduction des matières noires vomies pendant une épidémie de fièvre jaune, que plusieurs médecins ont ingérées dans leur estomac à différentes époques.

Si nous réunissons au gaz hydrogène sulfuré le gaz ammoniac, le sulfure de carbone, que l'on a rencontrés dans l'analyse du gazomètre, et tous les autres gaz qui venaient des eaux croupissantes, comme celle des marais, où l'on rencontre le gaz hydrogène protocarboné, l'azote, l'acide carbonique, l'hydrogène sulfuré, et quelquefois un peu d'hydrogène phosphoré, nous verrons combien de causes prédisposantes servaient au développement de l'épidémie.

Nous avons vu que l'air était le plus grand véhicule de la transmission des substances gazeuses délétères, nous verrons aussi que l'absorption cutanée présente ses périls. En effet, Chaussier a prouvé qu'il obtenait des effets très-graves, mais plus lentement par l'action du gaz hydrogène sulfuré sur une surface étendue de la peau.

Des faits nombreux nous ont montré dans cette épidémie la transmission opérée par du linge et des objets de literie, ayant appartenu à des fièvreux. A cet effet, je citerai un passage du document officiel de M. le chef de police Luis Herrera au ministre du gouvernement.

«Tandis que l'on faisait de grands éloges et que l'on remerciait la junte économico-administrative, la Société philanthropique et la junte d'hygiène publique, personne ne se rappelait, monsieur le Ministre, de dire quelques paroles en faveur de ceux qui exposaient leur vie en portant les malades à l'hôpital de la Charité, de ceux qui enlevaient de leur demeure les cadavres abandonnés, de ceux qui avaient brûlé les vêtements, les lits et les maisons en bois où avaient succombé plus de dix individus. Cependant, monsieur le Ministre, sans les commissaires de police et les hommes qu'ils employaient, les cadavres se seraient putréfiés dans leurs maisons, surtout dans le courant du mois de mars. Plusieurs de mes subordonnés ont été victimes de leur zèle.»

Animalcules et productions cryptogamiques dans les matières vomies.

Quelques auteurs ont cherché à expliquer le phénomène de transmission par les matières vomies, dans lesquelles on pouvait apercevoir, à l'aide du microscope solaire, une infinité d'animalcules.

Voici une observation : «Le Dr Rhées, médecin résidant à l'hôpital de la ville, fit une série d'observations sur le vomissement noir avec un microscope solaire (épidémie de Philadelphie, 1820); il aperçut d'innombrables multitudes d'animalcules; une simple goutte en contenait des milliers, et semblait un amas de ces êtres : le mucus noir des intestins présentait le même phénomène. Quand on examinait la matière fraîchement rejetée de l'estomac, on voyait des animalcules vivants et dans un mouvement continuel; mais, si on les prenait sur un cadavre, si elle était vomie depuis longtemps, ils étaient morts et immobiles. Ces observations très-curieuses méritent d'être poursuivies sur une grande échelle et d'être diversifiées, afin qu'elles nous apprennent quels rapports ont les animalcules avec la maladie, soit comme cause, soit comme effet. »

Certains auteurs ont cherché à expliquer le phénomène de transmission par une fermentation des matières vomies, laquelle, au bout d'un certain temps, donnerait naissance à des productions cryptogamiques engendrant la fièvre jaune.

Il est des épidémies qui attaquent les plantes : ces maladies épidémiques, ou, si l'on veut, épiphytiques, sont produites par des myriades d'animalcules parasites qui attaquent les végétaux pour s'en nourrir et pour s'y régénérer.

Ne peut-il pas en être de même à l'égard des animaux, et même chez l'homme ? Sans doute, et la gale se présente avec son ciron. Je citerai à ce propos un passage du Dr Debreyne ; il dit : « L'air est rempli d'animalcules ; leurs œufs circulent dans les canaux des végétaux et dans le sang des animaux, et, dès que les circonstances sont favorables à leur développement, ils annoncent leur présence et leur multiplication à l'infini par des symptômes constants et invariables. Nous ne voyons pas qu'on puisse trouver ailleurs que dans ces générations invisibles d'animaux, et même de végétaux, la cause des maladies qui ravagent nos bestiaux et nos moissons (les épizooties, la maladie des pommes de terre, des vignes, des oliviers, etc.), et ne peut-on pas soupçonner la même cause dans quelques épidémies humaines, dont les symptômes et la marche sont toujours les mêmes ? »

Les divers virus visibles que nous connaissons, tels que ceux de la gale, de la variole, de la vaccine, de la syphilis, etc., produisent toujours, quant au fond, les mêmes effets, à l'instar de leurs congénères les animalcules parasites, qui attaquent les végétaux. Il faut donc que les matières virulentes aient un principe de vie, puisqu'elles agissent comme les animalcules parasites ; car il n'y a que les êtres animés qui puissent se nourrir et se régénérer toujours de la même manière. On peut donc dire que tous les virus, visibles ou invisibles, sont de la matière animée et parasite.

La matière animée, visible ou invisible, se fait toujours remarquer par trois caractères essentiels et indélébiles : la contagion, l'incubation et la multiplication. Toutes les causes de maladies qui offrent ces trois caractères sont des virus, et par conséquent ces mêmes maladies sont contagieuses et transmissibles.

Comme la fièvre jaune, toutes les maladies contagieuses et voyageuses sont dues à un virus ; cette seule faculté de voyager que présente une maladie est suffisante pour établir son caractère contagieux. Enfin tous les virus, en tant que matière animale, obéissent à une loi générale de la nature, en vertu de laquelle chaque être vivant fournit à d'autres êtres, même aux dépens de son existence, tous les éléments de leur développement et de leur génération.

Si nous demandons d'où viennent ces virus animés, nous dirons qu'ils existent sous forme d'animalcules invisibles, gazéiformes et atomistiques ; et ils appartiennent par conséquent à la création microscopique dont la nature mystérieuse nous échappe complétement.

Caractère de la maladie.

Mon opinion bien arrêtée, c'est que la fièvre jaune qui a régné à Montevideo a été *épidémico-infectieuse* et *contagieuse* ; qu'elle l'a été comme l'est le choléra-morbus, la peste d'Orient. Sans doute, on traite, on soigne, on touche les malades de la fièvre très-impunément, comme on touche, on traite une maladie ordinaire : la contagion n'est ni ne peut être absolue ; il n'y a rien d'absolu en médecine. Dans les foyers les plus meurtriers, n'avons-nous pas vu des existences respectées comme par un privilége d'immunité ? La fièvre jaune n'a-t-elle pas rencontré sur son chemin des constitutions qui résistaient à son atteinte ? Ne voyons-nous pas, au milieu des marais, des individus qui vivent imperméables à leurs émanations ? ou, s'ils les absorbent, ils les neutralisent par une réaction sourde et continue. Cette habitude qui préserve consiste dans une modification d'ensemble de l'économie qui échappe à l'analyse, mais à laquelle concourt certainement l'état moral ; c'est d'elle que dépend l'acclimatement ; c'est par elle encore que le médecin s'acclimate dans l'atmosphère des foyers d'infection des hôpitaux, et commerce impunément avec la maladie et la mort (1). Combien de malades atteints de la fièvre jaune à la troisième période, quand elle paraissait la plus contagieuse, n'ai-je pas touchés dans cette dernière épidémie ! Combien de temps n'ai-je pas passé au milieu des cholériques, à bord du vaisseau *le Triton* ; des typhoïdes, aux hôpitaux du bagne de Toulon, et des malades atteints de la fièvre jaune, aux Antilles et à la Havane, sans jamais avoir contracté aucune de ces maladies ! Cependant combien de médecins ont été atteints de toutes ces affections, à toutes les époques que je viens de citer !

Symptômes de la maladie.

A Montevideo, les caractères symptomatiques de la fièvre jaune ont varié sensiblement dans les différents quartiers,

---

(1) Beaucoup de médecins, et j'en connais, ont parfaitement supporté, pendant le temps de leurs études anatomiques, le séjour de l'amphithéâtre ; livrés à la pratique, si une autopsie les rappelle dans l'atmosphère des cadavres, ils en absorbent les miasmes, éprouvent divers symptômes, tels que diarrhée, sortie de gaz par l'anus, dont l'odeur est exactement celle de l'amphithéâtre ou du corps qui a été ouvert ; ces accidents, dont le plus ordinaire est la diarrhée, se déclarent vite, et il suffit souvent, pour en être atteint, d'avoir respiré un quart d'heure l'air chargé d'émanations putrides. Mais si, au lieu de faire de rares apparitions à l'amphithéâtre, on y vit plusieurs jours de suite et que l'on s'y arrête plusieurs heures par jour, on cesse d'être incommodé ; évidemment l'absorption des miasmes s'est alors ralentie, en même temps que le tégument interne devient moins impressionnable, à moins que l'on n'attribue cette impunité à une sorte de saturation.

suivant l'influence atmosphérique, à différentes epoques, d'individu à individu ; le plus généralement elle a présenté trois séries de symptômes, qui sont très-importants à signaler, et qui caractérisent trois degrés ou périodes bien distinctes de cette grave maladie.

Le premier degré était ordinairement annoncé par des prodromes fort insidieux et très-variables : les plus ordinaires, les plus généraux, étaient une sensation de lassitude générale, le frisson, la céphalalgie, la rachialgie lombaire, la douleur de l'épigastre et de l'ombilic, les nausées, les vomissements, l'éructation, la rareté des selles, et quelquefois une chaleur vive, accompagnée d'une céphalalgie très-forte et déchirante ; elle avait son siége sur le front, aux orbites, au-dessous des yeux, aux tempes ; souvent elle occupait le sommet de la tête ou la nuque. A ceux-ci il faut ajouter l'insomnie : les malades étaient réveillés à chaque instant par des rêves pénibles ; quelquefois, dans cet état, une terreur très-grande s'emparait d'eux et leur faisait croire qu'ils étaient voués à une mort certaine. Pendant l'épidémie, j'ai rencontré souvent des individus, à des heures très-avancées de la nuit, qui se promenaient dans les rues, pensant que pendant le sommeil ils pourraient être attaqués de la fièvre.

La rachialgie occupait d'abord les lombes ; si elle devenait intense, les douleurs se prolongeaient dans les régions dorsale et cervicale, puis dans les membres inférieurs : on les désigne généralement, dans les colonies françaises, sous le nom de *coup de barre*. Les régions épigastrique et ombilicale étaient aussi le siége de douleurs assez vives.

L'abdomen était presque toujours souple et indolent ; la constipation était le symptôme prédominant ; j'étais obligé de provoquer les selles par les laxatifs.

La chaleur de la peau, variable, était tantôt naturelle,

tantôt sèche et ardente ; dans quelques cas, elle s'accompagnait de transpiration. Le pouls était rarement élevé à l'état fébrile ; la respiration peu gênée ; les urines rares. Souvent, au deuxième ou troisième jour, la peau et la sclérotique se coloraient en jaune.

Quelquefois la face s'animait ; l'œil devenait brillant, les pommettes rouges ; les conjonctives s'injectaient et devenaient larmoyantes ; il y avait peu de soif, les lèvres un peu sèches ; une douleur assez vive se développait quand on pressait la région épigastrique ; souvent une véritable gastralgie arrachait des plaintes aux malades. Les éructations facilitaient la sortie des gaz nombreux qui se formaient dans l'intestin. Les vomissements étaient rares chez les uns et manquaient chez les autres.

Dans le plus grand nombre des cas, la deuxième période arrivait vers le troisième ou le quatrième jour : il survenait une grande atténuation, ou plutôt une cessation des plus violents symptômes ; la langue se nettoyait, l'intelligence s'éclaircissait, et la peau devenait plus fraîche. Elle passait quelquefois inaperçue, d'autres fois elle durait quelques heures ; elle n'allait jamais au delà de deux jours. Cette période a occasionné la perte de bien des malades qui ont voulu se lever ou qui ont commis des excès.

La face pâlissait ou prenait une teinte jaune ; la soif était nulle ; les nausées et les éructations étaient moins fréquentes ; la céphalalgie diminuait ou était remplacée par de la pesanteur. L'intelligence était intacte ; chez quelques-uns, la physionomie peignait la stupeur et l'abattement. Les forces musculaires se soutenaient encore assez chez quelques malades, pour pouvoir se lever et aller à la garde-robe. La douleur épigastrique était moins vive, le ventre devenait plus souple, l'appétit renaissait ; j'ai vu des individus le sa-

tisfaire, et succomber en peu d'heures. Les évacuations alvines et les urines devenaient plus rares. Dans cette période, les hémorrhagies se faisaient par le nez ou par la
bouche.

Quand la maladie s'annonçait avec des symptômes graves,
la troisième période arrivait au deuxième jour ; mais, dans
les cas ordinaires, c'était vers le quatrième ou le cinquième.
Quelquefois sa durée avait lieu entre quelques heures et trois
jours ; rarement elle se prolongeait au delà du huitième.
Cette période caractérisait les phénomènes de l'empoisonnement général.

Les troubles de l'intelligence étaient fort variables ; lorsque le délire existait, il n'était point continu : il se manifestait plus souvent la nuit que le jour. S'il y avait du sommeil, il était souvent interrompu par des rêves. Quelquefois
les malades présentaient de l'impatience, de la mauvaise
humeur ; ils se levaient sans savoir ce qu'ils faisaient. Je
n'ai vu que deux fois la contracture des muscles ; c'étaient
les cuisses pliées sur le ventre.

Le collapsus des forces était assez fréquent ; les sujets
tombaient dans une immobilité complète, les muscles paraissaient paralysés. La stupeur était très-grande ; quelques
sujets tombaient dans un coma profond, quelquefois ils
s'éteignaient dans les convulsions. D'autres fois la respiration se ralentissait, et l'inspiration était à peine sensible ; la
température s'abaissait, et les extrémités se refroidissaient :
c'est alors que le pouls devenait insensible et filiforme ; les
battements du cœur se sentaient à peine ; j'ai vu des malades
rester dans cet état pendant quarante-huit heures.

La peau devenait d'une couleur jaune-safran ; on y ren-
contrait quelquefois des pétéchies, des ecchymoses. Les
urines étaient souvent suspendues : les hémorrhagies avaient

lieu par différentes voies ; je ne les ai jamais vues par les yeux, quoique souvent les conjonctives fussent rouges et gorgées de sang. Les paupières étaient tellement contractées chez quelques sujets, que très-difficilement on parvenait à les écarter pour examiner l'œil. Le sang s'écoulait par le nez, par la bouche, par le rectum, par l'urèthre et par la matrice. L'écoulement se faisait plus fréquemment par l'ouverture nasale, et tellement en abondance, qu'elle baignait la figure et le cou des malades. Les hémorrhagies par la bouche, quoique moins fréquentes, persistaient quelquefois pendant la convalescence.

La langue était tantôt noire, brune ou rôtie ; tantôt humide, nette, avec un enduit muqueux. Quant à sa forme, elle était plus souvent conique qu'aplatie ; quelques crevasses occasionnaient des douleurs très-vives. D'autres fois elle était blanche, avec un enduit muqueux épais, qui ressemblait à du fromage mou, qui, lorsqu'il se détachait, laissait voir la muqueuse rouge et lisse. J'ai observé ce symptôme pendant la maladie de M. Bisch.

L'éructation était assez constante ; les gaz étaient expulsés en assez grande quantité ; les malades les trouvaient acides. Le hoquet se manifestait souvent et persistait avec une grande opiniâtreté.

L'épigastralgie, et surtout la douleur à la région ombilicale, se présentaient assez souvent dans cette période. Le ventre était souple et non météorisé ; les selles étaient jaunes et grisâtres, mêlées de sang, puis noirâtres ou poisseuses ; souvent il s'écoulait du sang par l'anus. Les matières vomies présentaient quelques variétés ; elles étaient aqueuses ou fournies en partie par les boissons, mélangées avec de la bile verte ou jaune, tout à fait sanglantes ou formées par du sang altéré à divers degrés, ayant la couleur d'une matière

noire comme de la lie d'encre ou du marc de café, avec
l'odeur d'œufs pourris, et tellement âcre, que la gorge en
était irritée. Dans cet état, il sortait du corps de certains
malades une exhalaison d'une odeur pestilentielle.

Le vomissement noir, dans la troisième période, n'a pas
été constant; il ne s'est pas montré chez tous les sujets qui
moururent, cependant le plus grand nombre de ceux qui
ont succombé l'ont présenté. Ceux chez qui la matière
noire était rejetée avec abondance, et les vomissements
étaient fréquents, sont morts plus promptement.

Dans cette troisième période, je n'ai rencontré qu'une
femme enceinte qui a avorté à sept mois; le fœtus a succombé deux jours après la naissance, et portait la couleur
jaune d'ocre de la mère. Pendant l'accouchement, elle rejetait
du sang noir par la bouche et par le nez. La sécrétion du lait
s'est faite; elle l'a entretenue en allaitant deux petits chiens,
dont le premier est mort. Aujourd'hui elle est pleine de
santé et nourrice d'un bel enfant.

Dans cette même période, des abcès énormes se sont dé-
clarés aux bras, aux fesses, au cou, chez des individus dont
la maladie s'est prolongée au delà de vingt jours. Chez l'un
d'eux, un dépôt énorme de pus occupait la hanche, la fesse
et le tiers supérieur de la cuisse; le malade dont je parle
pouvait avoir une cinquantaine d'années. La suppuration
s'était formée depuis longtemps; j'ai ouvert l'abcès, qui a
donné une abondante suppuration. Il a succombé quelques
jours après à la résorption purulente. Les autres malades, qui
n'ont pas présenté le même phénomène, ont survécu. Quelques
auteurs pensent que les abcès qui se forment dans les tissus
sont dus à la présence du sang épanché, et non à une inflammation phlegmoneuse. Quant à moi, je suis parfaitement de leur avis, puisque, pour tous les abcès que j'ai

observés, je n'ai vu , dans leurs symptômes précurseurs, aucun caractère inflammatoire.

De trois autres femmes enceintes que j'ai soignées pendant l'épidémie , aucune n'a passé à la troisième période ; elles étaient enceintes de trois , cinq et huit mois ; elles ont toutes guéri sans avortement. J'ai eu connaissance, par un de mes confrères, d'une femme atteinte de la maladie, et qui est morte immédiatement après son accouchement, à la suite d'une hémorrhagie foudroyante.

J'ai vu un cas de transmission de la maladie de la mère au nourrisson qu'elle allaitait.

On pense généralement que les affections d'origine miasmatique sont à redouter pour les enfants, en raison de l'activité de leur absorption et de la perméabilité de leurs tissus. On sait la remarque faite par M. Villermé , que les enfants au-dessous de 10 ans meurent en plus grand nombre dans les contrées marécageuses , à l'époque de l'année où l'évaporation des eaux stagnantes a son maximum d'intensité. A Montevideo , et pendant l'épidémie , on n'a pas pu confirmer, sur ce point, l'induction physiologique, puisque les enfants au-dessous de 10 ans ont presque tous été épargnés.

Maladies qui ont régné pendant l'épidémie.

Pendant l'épidémie , d'autres maladies sont venues s'adjoindre à la principale.

Ainsi nous avons vu , en mars , des coliques , des rhumatismes aigus.

En avril, des rhumatismes, des angines , et quelques cas de fièvre typhoïde.

En mai, la rougeole et la scarlatine.

Quand, au commencement du mois de juin, nous avons vu la scarlatine augmenter, j'ai pensé que l'épidémie s'éteignait, parce que là où la fièvre jaune est endémique, on remarque très-peu de rougeole et de scarlatine, comme l'ont observé M. Bajon, à Cayenne, et Rochoux, aux Antilles.

A la même époque, la température ayant diminué, j'ai cru que le virus animé du fléau n'était qu'engourdi, assoupi, et que dès que le thermomètre s'élèverait, il se ranimerait et se réveillerait (1) pour opérer l'œuvre fatale de sa reproduction et de sa conservation. C'est ce qu'on a observé dans diverses invasions de la fièvre jaune ; c'est ce qu'on observe depuis six ans à Rio-Janeiro ; le virus animé ne meurt pas dans l'individu, il s'y reproduit au contraire et se communique à d'autres individus aptes à le recevoir.

Sa différence par rapport aux climats, aux races, aux individus, aux quartiers.

A Montevideo, la fièvre jaune n'a pas sévi de la même manière que dans les localités où elle est endémique, et

---

(1) Deux mois et demi s'étaient écoulés depuis l'épidémie, et aucun cas de fièvre jaune ne s'était manifesté à Montevideo, quand, le 19 août, le thermomètre étant à 21° Réaumur, je fus appelé pour donner des soins à une jeune femme qui était restée pendant tout le temps de l'épidémie à la campagne, et qui n'était à Montevideo que depuis quelques jours, pendant lesquels elle avait parcouru la ville dans tous les sens. J'ai vu la malade au second jour de l'invasion, elle présentait les symptômes suivants : gastralgie, céphalalgie, douleurs lombaires, crampes dans les membres inférieurs, pouls à l'état normal ; langue conique, avec enduit muqueux jaunâtre au centre ; vomissements d'une bile jaune verdâtre, avec flocons noirs en abondance ; les selles présentaient le même caractère, les urines rares.

qui offrent dans les temps ordinaires le singulier spectacle de deux populations dont l'une est constamment atteinte et souvent moissonnée par des maladies plus ou moins graves, et l'autre, durant le temps, n'éprouve que des affections ordinaires, où l'on distingue les maladies des acclimatés, créoles ou indigènes, et celles des non acclimatés. On sait que dans les Antilles la population indigène jouit de la sécurité la plus parfaite pendant les maux que causent aux Européens, surtout aux derniers arrivés, les épidémies de fièvre jaune ; ce n'est que lorsque l'on sort de la zone où elle sévit habituellement que cette maladie frappe indistinctement toutes les classes de la population. Dans notre ville, excepté la population nègre, la race blanche, qu'elle fût indigène ou européenne, a été indistinctement frappée ; elle a payé à la maladie un plus large tribut que les gens de couleur. La race nègre, qui avait été fortement éprouvée pendant l'épidémie de scorbut en 1843 et 1844, les premières années du siège de Montevideo (1), n'a pas eu la sixième partie de sa

---

(1) Pendant le siége de Montevideo, depuis 1844 à 1851, j'étais chargé de deux salles de chirurgie : l'une se trouvait à l'hôpital français, où l'on ne recevait que des Européens, les blessés de la légion, composée en grande partie de Basques ; le scorbut ne les avait pas atteints ; dans l'autre, qui était une grande salle de l'hôpital de la Charité, je ne recevais que des nègres, des mulâtres, et très-peu de blancs. Aussi, quand aux premières années de la guerre, je faisais une amputation ou toute autre opération sanglante, il m'était souvent difficile d'arrêter les hémorrhagies qui se faisaient en nappe ; par la même cause, après l'amputation du bras, j'ai été obligé de lier l'artère axillaire.

Le choléra a sévi plus énergiquement sur la race nègre que sur les blancs ; en 1855, pendant que cette maladie faisait des ravages sur la province de Rio-Grande et sur la frontière de la république orientale, la moitié des nègres qui travaillaient dans les estancias et les saladeros ont succombé.

population atteinte de la fièvre jaune, comparativement à la race blanche. Aussi, dés que les premiers symptômes de la maladie furent connus, on a observé qu'elle s'est propagée avec la plus grande facilité. Il faut attribuer la grande mortalité des blancs au défaut d'acclimatement, qui est la cause la plus puissante de la fièvre jaune.

La maladie s'est graduée suivant l'intensité des causes qui l'ont fait naître. Dans le centre de la ville, dans le sud, sud-ouest, elle prenait un caractère plus simple, et dépassait rarement la première période. On ne voyait jamais dans les maisons qu'une seule personne, et rarement deux atteintes; il ne s'y formait pas de foyers d'infection, puisque ceux qui étaient affectés étaient allés travailler dans le jour ou avaient communiqué avec des lieux infectés. Tandis que dans la darse du sud, dans les rues aboutissantes, depuis l'usine de gaz jusqu'à la rue des Missions d'un côté, et du Marché de l'autre, la maladie devenait foudroyante; des familles entières ont été enlevées. Elle marchait quelquefois si rapidement qu'à peine on avait le temps de saisir les périodes; c'était bien là que les véritables foyers d'infection existaient.

Nous avons vu que la fièvre jaune différait non-seulement suivant les quartiers, mais encore suivant les individus, les professions. Sa gravité, son intensité, ont varié suivant les âges, les sexes; elle a attaqué plutôt les adolescents, les hommes plutôt que les femmes, les femmes plutôt que les vieillards et les enfants. Quant aux professions, celles qui ont le plus souffert, ce sont les cordonniers, les trieurs de laine, les tailleurs et les forgerons.

La fièvre jaune n'est jamais sortie des murs de Montevideo; s'il y a eu quelques cas aux environs, ce sont les personnes qui allaient et venaient pour cause de commerce;

celles qui étaient parties avant l'invasion de l'épidémie ont joui d'une immunité complète.

Je n'ai vu qu'un seul cas de fièvre jaune à bord des navires en rade de Montevideo, qui, après être partis d'Europe, n'avaient pas touché à Rio-Janeiro. Le marin qui fut attaqué de la fièvre communiquait tous les jours avec la ville.

Variations dans la maladie.

La fièvre jaune observée à Montevideo a suivi, dans la majorité des cas, sa marche régulière ; elle a perdu, dans d'autres, ses caractères. Ainsi on a pu la caractériser quelquefois de fièvre bilieuse ; elle a pris aussi diverses formes de fièvre rémittente et intermittente. Elle différait encore par sa durée : elle allait jusqu'au quinzième jour, et quelquefois jusqu'au vingtième. Souvent le paroxysme n'était pas tant caractérisé par le retour bien tranché du mouvement fébrile que par l'exacerbation d'un ou de la plupart des phénomènes morbides, tels que le frisson, les sueurs froides, la dépression du pouls, le hoquet, la chaleur, la céphalalgie, le délire, ou des hémorrhagies.

Souvent, dès le début, elle se caractérisait par un accès de fièvre, quelquefois un second, rarement un troisième, qui passaient inaperçus, et ce n'était qu'au dernier qu'on s'apercevait que la fièvre ne tombait pas et qu'elle offrait tous les caractères de la première période, l'ictère surtout, l'agitation, les vomissements, le hoquet, les hémorrhagies. Bien qu'il y eût souvent de la sueur, paraissant due surtout à l'anxiété extrême de la respiration, il y avait quelquefois des accidents convulsifs ou délirants, et le malade succombait le troisième ou le quatrième jour après l'apparition de ces accidents. Quelquefois c'était après la fièvre jaune que les accès de fièvre se déclaraient.

Souvent il n'y avait pas de moment d'invasion ; des individus étaient saisis d'une frayeur inexprimable, d'un tremblement universel, et succombaient en vingt-quatre heures. N'y avait-il pas là une cause particulière, un miasme insaisissable, qui avait déposé dans la profondeur de l'organisme un germe pathologique spécial ?

Rechutes, récidives de la maladie.

Il n'est pas douteux que la fièvre jaune ne puisse attaquer deux fois le même individu non-seulement dans des épidémies différentes, mais même pendant la durée d'une seule épidémie. A Montevideo, les rechutes ont été fréquentes ; elles ont été provoquées par des excès de boisson, par des écarts de régime ou par d'autres imprudences ; souvent elles ont été mortelles.

Un cas de rechute eut lieu dans la personne de M. Petit. Au sortir de maladie, ce médecin fut envoyé à la campagne, à 5 lieues de la ville, pour y passer sa convalescence. Après vingt jours d'absence, il revint à Montevideo, se sentant rétabli, à part quelque faiblesse dans les jambes. Il n'y avait pas quarante-huit heures qu'il était parmi nous, qu'il fut obligé de se remettre au lit avec tous les symptômes primitifs de la fièvre. Heureusement il rentra bientôt en convalescence ; mais, dès qu'il put se lever, je le fis repartir pour rejoindre sa femme à la campagne, où il resta jusqu'à la fin de l'épidémie.

Un exemple de récidive m'a été fourni par M. Bisch, chirurgien-major du *Beaumanoir*. Il avait été fortement secoué cinq mois auparavant par la fièvre jaune à Pernambuco, où presque tous les hommes de l'équipage de son bord avaient été atteints de la maladie (1). Ayant été demandé au consul français, au moment de l'invasion de l'épidémie de Montevideo, par la Société philanthropique, la permission lui fut accordée par son commandant de se rendre à terre pour nous aider dans nos pénibles travaux. Il n'y avait pas huit jours qu'il était parmi nous, qu'il fut atteint de la maladie régnante. Je l'ai soigné à la Maison de santé, où il a eu tous les symptômes de la fièvre jaune jusqu'à la troisième période.

Pronostic de la maladie.

La gravité de la fièvre jaune au point de vue du pronostic ne dépendait ni de sa forme ni de son intensité, mais bien souvent du moment où elle sévissait. Il était impossible de se prononcer avec certitude sur l'issue de la maladie, puisque la fièvre la plus alarmante se terminait quelquefois par une guérison inespérée, et la fièvre la plus légère en apparence par une mort inattendue. Chez les uns, une légère attaque précédait un enchaînement imprévu de maux; chez d'autres, une violente secousse se terminait heureusement; d'autres réchappaient contre toute espérance, lorsque la force du mal semblait les condamner à mourir. J'en ai vu périr qui à peine se croyaient malades; il y en avait qui marchaient comme des gens en bonne santé, et qui mouraient en quelques heures. Ces phénomènes contraires ont une cause mystérieuse qui se révèle

---

(1) M. Bisch m'a assuré que la maladie, qui a régné à Montevideo pendant l'année 1857, avait tous les caractères de la fièvre observée par lui six mois auparavant à Pernambuco.

à nous par ses effets, et qui nous permet de supposer que les miasmes de la fièvre jaune étaient répandus tantôt à dose qui tue, tantôt à dose qui ne tue pas.

Période d'incubation.

Un grand nombre d'observations nous ont révélé un phénomène bien digne d'attention : c'est la période d'incubation.

Ainsi des individus quittaient la ville, en apparence bien portants, pour se rendre à la campagne au milieu de leurs parents et de leurs amis, et, au bout de quatre ou cinq jours, ils tombaient malades de la fièvre. Il est donc permis de penser que les victimes avaient absorbé les miasmes pestilentiels là où régnait l'épidémie. Comme toutes les maladies résultant d'une intoxication miasmatique, la fièvre jaune présentait une période d'incubation d'une durée variable, pendant laquelle la santé générale ne paraissait pas ébranlée. Rien n'indiquait la perturbation profonde, mais encore insensible, éprouvée par l'organisme, jusqu'au jour où l'explosion subite des symptômes caractéristiques révélait la nature et la gravité du mal.

Traitement.

Que pouvait-on faire pour une maladie qui se montrait épidémique et qui sévissait pour la première fois à Montevideo ? Quel traitement y avait-il à suivre, si ce n'était celui de suivre les indications à mesure qu'elles se présentaient ?

Dès qu'une personne présentait les symptômes de la maladie, je la faisais mettre dans des conditions hygiéniques avantageuses pour en faciliter le traitement. Ainsi, quand je le pouvais, je plaçais le malade dans une chambre vaste, où le renouvellement de l'air était, autant que possible, prompt et facile ; je faisais déloger la famille, et ne laissais qu'une seule personne à la garde du malade.

Je recevais les matières vomies et les déjections alvines dans des vases couverts, et, après les avoir examinées, j'y faisais verser une solution de chlorure de chaux.

Je faisais enfouir, quand je le pouvais, ces mêmes matières à une certaine distance.

Je faisais mettre le plus souvent les linges sales dans des baquets d'eau chlorurée ; je projetais aussi du chlorure de chaux dans les appartements.

Tous ces moyens paraissaient atténuer la transmission de la fièvre.

Quand, aux premiers symptômes, venaient s'ajouter le frisson et les douleurs, le malade était mis à la diète ; je lui faisais garder le lit ; je le faisais couvrir de vêtements chauds et appliquer aux extrémités des corps chargés de calorique. J'administrais une boisson chaude légèrement aromatique, telle que l'infusion de camomille, de thé vert, de mélisse, de feuilles d'oranger ou de tilleul. Ces simples moyens provoquaient bien souvent une sueur abondante, après laquelle la céphalalgie, la courbature, la brisure douloureuse des membres, diminuaient notablement.

Quelques médecins n'ont pas hésité à tirer du sang à cette période de la maladie ; les émissions sanguines n'ont pas ici l'efficacité que l'expérience démontre dans les inflammations franches ordinaires. Quant à moi, les mauvais résultats que j'ai vus aux Antilles m'ont porté à croire qu'elles ne pouvaient être d'aucune utilité, et même qu'elles étaient dangereuses. Je m'en suis abstenu pendant l'épidémie ; je recommandais à ceux qui en faisaient usage au commencement de la maladie la plus grande prudence. Je ne faisais pas subir de traitement actif à la première période ; s'il y avait un peu de chaleur, je permettais l'usage des boissons fraîches et acidulés.

Si la céphalalgie était pénible et causait des douleurs qu'il importait de calmer, j'appliquais sur le front des compresses trempées dans de l'eau fraîche simple ou vinaigrée ou dans de l'eau sédative de Raspail. J'ai obtenu de bons résultats de l'application du chloroforme sur la peau du front en en imbibant un morceau de flanelle, et en l'isolant de l'air au moyen d'un verre de montre.

Je combattais quelquefois les vomissements avec des eaux acidules simples ou gazeuses. Quand, dans cette période, il survenait des sueurs, je ne cherchais jamais à les entraver ; j'appliquais des linges chauds et secs sur toutes les parties du corps, et, quand elles avaient cessé, je renouvelais l'atmosphère qui entourait le malade.

J'ai fait quelquefois usage des vomitifs à faible dose ; ils m'ont été utiles au début, lorsque leur emploi était clairement indiqué par l'état de la langue, par la nature des vomissements, et quand les nausées tourmentaient les malades. Chez le même malade, il est rare que je les aie administrés plus d'une fois. Je me servais généralement de l'émétique ; qui manquait rarement de provoquer des vomissements, puis des évacuations alvines assez considérables ; il imprimait à toute l'économie un ébranlement, une secousse salutaire, qui relevait le malade de son accablement, et semblait aussi le débarrasser d'une partie notable de cette cause morbide qui l'eût conduit rapidement à des perturbations beaucoup plus graves.

Quand la marche de la maladie n'était pas trop prompte

et laissait le temps d'employer une médication régulière, je donnais contre la constipation, qui était un des symptômes principaux, différents purgatifs : la pulpe de tamarin, le tartrate de potasse, le citrate de magnésie, le sulfate de soude, l'huile de ricin, etc., étaient généralement ceux qui m'ont donné les meilleurs résultats.

Quant au calomélas, si préconisé par les Anglais, je l'ai employé à toutes les périodes de la maladie, soit comme purgatif, soit comme altérant et je n'en ai pas obtenu de grands succès.

La suspension de la sécrétion urinaire, qui est l'effet du trouble général de toutes les fonctions, comme dans le choléra-morbus, a rarement été rétablie par les diurétiques, tels que le nitrate de potasse, le carbonate de potasse, la scille, la digitale, la pariétaire ; pour la même cause, des vésicatoires ont été appliqués sur la région lombaire et hypogastrique : ils n'ont presque pas donné de résultat. Ce qui a paru contribuer à apporter quelque soulagement, ce sont les bains de siége en vapeurs.

Quand la sueur était suspendue, je cherchais à imiter la nature en excitant la peau à l'aide de boissons chaudes unies à la poudre de Dower. J'administrais aussi d'heure en heure une cuillerée d'eau-de-vie, de rhum, ou d'une liqueur alcoolique quelconque, avec addition de 2 gouttes d'ammoniaque liquide à chaque fois.

J'excitais la surface cutanée par des frictions irritantes, des teintures camphrées, des sinapismes très-énergiques promenés sur différentes parties du corps, des fomentations chaudes, de l'eau-de-vie, de l'eau sédative de Raspail, et quelquefois des vésicatoires, que je laissais jusqu'à produire la vésication.

Quand la première et la deuxième période étaient passées,

que les accidents graves survenaient, et que le malade était
dans un état de prostration extrême, je combattais les symptômes adynamiques, soit qu'ils apparussent dès le début,
soit qu'ils se développassent vers la fin de la maladie, par
les excitants, les sudorifiques, les toniques, le sulfate de
quinine uni au café, les cordiaux, la pommade camphrée,
les lotions acidulées, et les teintures aromatiques sur la
peau. Les fustigations d'orties sur toute la surface de la
peau, et surtout sur la colonne vertébrale et les extrémités
inférieures, donnaient une réaction assez vive, développaient le pouls, et amenaient la moiteur et la couleur à la
peau. J'ai pratiqué souvent, comme je l'avais vu faire aux
Antilles françaises, des lotions faites avec des tranches de
citron sur tout le corps, et j'appliquais des compresses trempées dans leur jus sur le front, à l'épigastre, aux poignets ;
je le faisais donner quelquefois en lavement. Je faisais administrer aussi des bains de vapeurs et des frictions sèches
sur la peau avec des brosses ou des flanelles.

Les préparations de quinquina sont les médicaments dont
l'efficacité m'a été le mieux démontrée ; en effet, ils constituaient la véritable thérapeutique des deuxième et troisième
périodes. C'est la médication principale que j'ai mise en
usage pendant les maladies de MM. Bisch et Petit.

Quand la fièvre jaune affectait les types intermittent et
rémittent, qu'il y avait indication urgente d'employer les
préparations de quinquina pendant la rémission et l'inter-
mission des accès, je donnais le sulfate de quinine, 4 ou
5 grains, uni à l'extrait d'opium ou à un sel de morphine,
1 cinquième de grain ; je réitérais cette dose trois fois de
deux en deux ou de trois en trois heures.

Si le sulfate de quinine était rejeté, je le donnais en lavement à la dose de 10 grains, délayé à froid dans 4 onces

d'eau amidonnée ; j'y ajoutais quelquefois 8 ou 10 gouttes de laudanum, si je craignais qu'il ne fût rendu trop tôt.

Quand je ne pouvais pas administrer le sulfate de quinine ni par l'estomac ni par l'intestin, je plaçais, sous chaque aisselle, 1 gros de sulfate de quinine incorporé dans 3 onces de graisse ; je faisais envelopper le malade dans une couverture de laine, les bras croisés, collés contre le corps ; je réitérais cette application de trois en trois heures. J'appliquais en même temps sur le ventre des flanelles trempées dans de fortes décoctions de quinquina.

En frictions sur la peau, la pommade au sulfate de quinine m'a donné incontestablement de très-bons résultats, surtout chez les jeunes personnes ; je l'ai regardée, avec la plupart de mes confrères, comme bien supérieure en énergie et en efficacité à toutes les autres médications cutanées. Je vais citer un cas, celui d'une jeune fille de 13 ans, qui avait vu mourir sa mère, ses deux frères et ses deux sœurs. La fièvre chez elle était déjà au troisième degré, quand je fus appelé pour la soigner ; elle présentait des vomissements et avait des évacuations noires. Ayant résisté pendant quatre jours à prendre les aliments et les médicaments, des lavements alimentaires de vin de Bordeaux et de bouillon lui furent administrés ; des frictions au sulfate de quinine mêlé à l'axonge furent répétées toutes les quatre heures ; 3 gouttes d'huile de croton tiglium furent appliquées sur la langue à deux reprises différentes ; elles suspendirent les vomissements. Au bout de cinq jours, les symptômes graves disparurent, le pouls se releva ; elle demanda elle-même à prendre des aliments.

On voit par cette observation que l'excitation à la peau est très-avantageuse dans le traitement de la fièvre jaune, et qu'elle paraît fortement militer en faveur du sulfate de quinine.

Quand les hémorrhagies survenaient, je donnais les boissons froides fortement acidulées, telles que les limonades végétales et minérales, ou la glace quand je le pouvais. J'ai retiré de bons effets de cette dernière contre le hoquet et les renvois de gaz, pour lesquels j'administrais encore des potions calmantes, opiacées ou éthérées, quelquefois des vésicatoires à l'épigastre ou toute autre forte révulsion.

Contre les vomissements noirs, je donnais la limonade sulfurique ou chlorhydrique, les préparations ferrugineuses, l'alun et le quinquina; les lavements au sulfate neutre de fer, qui est un astringent et un des plus énergiques désinfectants des matières putréfiées : il transforme, en effet, immédiatement les produits gazeux en produits solides.

Les décoctions astringentes administrées par le rectum, telles que le cachou, la ratanhia, le simarouba, jouaient un grand rôle dans les hémorrhagies intestinales ; je leur attribue une grande partie des guérisons que j'ai obtenues.

L'application de l'huile de croton tiglium sur la langue, à la dose de 3 ou 4 gouttes, suivant l'âge des malades, a débarrassé les voies intestinales, a favorisé quelquefois la sécrétion rénale, et arrêté les vomissements noirs. J'avais observé cette médication aux Antilles anglaises ; elle m'a même été conseillée par le Dr Bisch, qui, pendant l'épidémie de Pernambuco, en a obtenu de très-bons résultats.

Dans la troisième période de la fièvre jaune, où le danger est si grand, on ne peut rester inactif ; aussi la plupart des remèdes que je viens d'énumérer ont été employés simultanément : la maladie marchait souvent avec tant de précipitation, qu'il n'était guère possible de les prescrire isolément.

Puisque la fièvre jaune est un fléau des plus graves par sa grande mortalité et par sa facile propagation, on peut dire qu'il n'existe pas de maladie dont il importe autant de découvrir les moyens de préservation et de guérison, puisque jusqu'ici les recherches multipliées des médecins n'ont fourni aucun résultat. Sous ce rapport, on n'en doit pas moins travailler sans découragement et sans relâche à chercher le contre-poison de ce poison si formidable et si envahissant.

Convalescence.

Quand la maladie ne parcourait pas toutes ses périodes, la convalescence s'établissait assez promptement. Les signes ne se substituaient point d'emblée aux symptômes de la maladie ; ils étaient amenés avec une gradation qui en rendait parfois le début incertain. Presque toujours les phénomènes de la santé renaissante se croisaient avec les vestiges de l'état morbide ; on observait quelquefois des transitions de l'une à l'autre, qui s'opéraient avec une rapidité merveilleuse.

Ce n'était que quand la maladie était très-grave, que les sujets étaient jetés dans une prostration de longue durée, que l'ictère se conservait plus de vingt-cinq jours après la cessation de la fièvre. Les nausées, les digestions lentes, la faiblesse, la pesanteur de tête, les douleurs lombaires, l'insomnie et les éructations continuaient à peu près le même espace de temps. Quelques individus ont été atteints de tremblements nerveux et de monomanie.

Anatomie pathologique.

L'anatomie pathologique ne permettait pas de localiser la fièvre jaune ; ce n'était jamais un seul organe, un seul appareil, un seul système, qui se trouvaient lésés. Les altérations étant générales, l'économie tout entière semblait avoir subi l'influence de l'agent délétère.

Les quelques autopsies qu'on a pu faire pendant l'épidémie ont montré quelques points d'inflammation dans le tube digestif : la congestion sanguine générale était la seule lésion anatomo-pathologique que l'on pût regarder comme constante, comme caractéristique. Il est à remarquer qu'elle seule se trouve aux mêmes titres, quoiqu'à des degrés différents, dans la peste ; je l'ai observée moi-même dans le choléra et la fièvre intermittente pernicieuse.

Or, si à cette congestion on ajoute d'une part les altérations que l'on constate dans la constitution physique et chimique du sang, d'autre part les hémorrhagies qui existent dans la presque totalité des cas de fièvre jaune grave, on est conduit à penser qu'elle est probablement constituée par une altération du sang.

Quant à la cause de cette altération, il est difficile de ne pas la rattacher à un empoisonnement miasmatique, et à cet égard je pense, avec M. Boudin, que la fièvre jaune appartient à cette grande famille pathologique des maladies paludéennes, dans laquelle viennent se ranger la peste, les fièvres intermittentes et le choléra.

Résumé.

1° En résumé, la fièvre jaune qui s'est montrée à Montevideo est venue par importation et par migration d'individus infectés, cette maladie ne pouvant pas se développer d'une autre manière toutes les fois qu'elle sort de son domaine endémique.

2° Elle nous est venue d'un miasme inconnu encore dans

sa nature, insaisissable et inappréciable par nos moyens de recherche et d'analyse, qui contagionne, imprègne, vicie plus ou moins la masse des fluides.

3° Elle s'est propagée par contagion et par la force d'expansion propre à la maladie après un premier fait d'importation, qui est sa reproduction miasmatique progressive, ayant rencontré dans notre ville des causes prédisposantes.

4° L'aptitude à contracter la maladie dans les foyers d'infection n'a pas été la même pour les âges, les sexes, les conditions, les professions.

5° Il y a eu dans cette fièvre, comme dans beaucoup d'autres maladies, une période d'incubation de durée variable, pendant laquelle la maladie existe à l'état latent jusqu'au jour de l'explosion des symptômes.

6° La fièvre a été bénigne ou maligne, suivant les localités.

7° Les vents du nord ont exercé une influence très-marquée sur la marche de la maladie. Les vents froids de S.-S.-O., ou *pamperos*, augmentaient la mortalité. Le mois d'avril a été le plus terrible pour la population.

8° Dans sa marche, ses terminaisons, la fièvre a eu la même physionomie que les maladies épidémiques; elle a été très-meurtrière, et a décimé la population de Montevideo dans une effroyable proportion. Les cas ont été d'abord peu nombreux, puis presque toujours graves dans les foyers d'infection, surtout dans les maisons encombrées de familles; mais, à mesure qu'elle s'étendait dans le sud de la ville, ses effets dans cette localité furent moins funestes. Vers la fin de la maladie, le pronostic fut presque toujours favorable.

9° Les agents dérivatifs, à la fois stimulants, ont été d'un grand secours dans le traitement de la fièvre jaune, et constituaient, avec l'emploi des toniques, des astringents et des excitants à l'intérieur, la médication la plus rationnelle, la plus puissante, celle qui a procuré le plus de succès.

10° Il était urgent d'intervenir d'une manière prompte et active dans la première période.

11° L'épidémie ayant été occasionnée par un empoisonnement miasmatique, il est très-probable que la cause toxique agissait sur les fluides de l'organisme, et plus tard sur les tissus.

Moyens hygiéniques.

Je donnerai au gouvernement oriental le conseil, généralement adopté aujourd'hui, de considérer la fièvre jaune comme provenant de l'infection et de la contagion, et de prendre en conséquence toutes les mesures dictées par une sage hygiène.

1° De faire paver toutes les rues jusqu'à la mer;

2° De dessécher les égouts pour empêcher toute eau croupissante et tout amas de matière putride;

3° De curer les canaux tous les ans;

4° De défendre la construction des baraques en ville, et principalement sur le bord de la mer, et de ne laisser bâtir que de grandes maisons bien aérées;

5° De transporter loin de la ville les ordures, les décombres, l'usine de gaz, les fabriques de chandelles, les tanneries, les écuries, etc.;

6° D'introduire dans le pays une partie de la police d'Europe;

7° De passer tous les mois l'inspection dans les conventillos où est réunie la masse de la population pauvre, et d'en faire blanchir les murailles à la chaux tous les six mois;

8° D'obliger l'officier de police qui est chargé du marché à mettre la plus grande sévérité à faire enlever toutes les denrées qui peuvent être nuisibles à la santé publique, surtout pendant la saison des fruits ;

9° La fièvre jaune ayant la propriété d'être transportée et de se développer à des distances considérables, il faut employer toutes les mesures que la prudence inspire : mettre les navires suspects en quarantaine, y placer des gardes de santé pour être sûr qu'aucune communication n'a lieu soit avec la ville, soit avec les autres navires de la rade, et établir des lazarets loin du centre de la population.

Relation des malades que j'ai soignés pendant l'épidémie de fièvre jaune, en mars, avril et mai 1857.

Mars, 89 malades :
48 hommes et 41 femmes.
Avril, 140 malades :
94 hommes et 46 femmes.
Mai, 48 malades :
29 hommes et 19 femmes.

Dans le mois de juin, la maladie ayant beaucoup diminuée, je n'ai assisté que 8 malades.

Total des malades pendant l'épidémie. 285

Hommes malades.	Femmes malades.	Population blanche.	Population noire.
177	108	250	35
Total..... 285		Total..... 285	

Malades que j'ai soignés suivant les âges.

De 1 à 15 ans.	De 15 à 50 ans.	De 50 à 68 ans.
45	219	21
Morts..... 6.	Morts..... 20.	Morts..... 7.

Total des morts. 33

Pour la majeure partie des malades qui ont succombé, j'ai été appelé quand les secours de l'art étaient inutiles.

PARIS. — RIGNOUX, Imprimeur de la Faculté de Médecine, rue Monsieur-le-Prince, 31.